The Ticking Time

BOMB

Understanding
and Defusing
Great Arterial Diseases

拆弹专家

探寻藏在血管里的
定时炸弹

邓勇志 著

著者助理 王 倩 李 楠 高 敏

绘图 胡盟皎

人民卫生出版社

·北 京·

图书在版编目（CIP）数据

拆弹专家：探寻藏在血管里的定时炸弹 / 邓勇志著 .
北京：人民卫生出版社，2025.11. --ISBN 978-7-117-
38692-0
I. R54
中国国家版本馆 CIP 数据核字第 20251GG353 号

拆弹专家：探寻藏在血管里的定时炸弹
Chaidan Zhuanjia: Tanxun Cangzai Xueguan Li de Dingshi Zhadan

著　　者　邓勇志
策划编辑　王小南　周　宁
责任编辑　王小南
书籍设计　尹　岩　王子祎
出版发行　人民卫生出版社（中继线 010-59780011）
地　　址　北京市朝阳区潘家园南里 19 号
邮　　编　100021
E - mail　pmph @ pmph.com
购书热线　010-59787592　010-59787584　010-65264830
印　　刷　北京印刷集团有限责任公司
经　　销　新华书店
开　　本　880 × 1230　1/32　　印张：8
字　　数　153 千字
版　　次　2025 年 11 月第 1 版
印　　次　2025 年 11 月第 1 次印刷
标准书号　ISBN 978-7-117-38692-0
定　　价　59.00 元

打击盗版举报电话　010-59787491　E- mail　WQ @ pmph.com
质量问题联系电话　010-59787234　E- mail　zhiliang @ pmph.com
数字融合服务电话　4001118166　E- mail　zengzhi @ pmph.com

序 言

孙立忠
首都医科大学附属北京安贞医院首席专家
上海德达医院医疗院长
中华医学会胸心血管外科学分会候任主任委员

“女娲炼石补天处，石破天惊逗秋雨”，这个久远的民间传说，传颂的是救苦救难的善良女神，通过艰苦努力，修补了苍天的缺陷，造福芸芸众生的故事。其实，人体内的大血管疾病，就像一颗隐藏的尚未引爆的“炸弹”，随时有破裂的可能。为了化解主动脉疾病的风险，白衣天使们想尽各种办法来延缓或消除“炸弹”不定时爆炸的风险。

“何事揶揄鬼，疾病寻釁罅”。大血管疾病，以急性主动脉综合征最为危重，这是一组以胸痛为主要表现的严重威胁生命的主动脉疾病，包括急性主动脉夹层、主动脉壁内血肿和主动脉穿透性动脉粥样硬化性溃疡等，均以主动脉内膜、中膜完整性破坏为特征。其中急性主动脉夹层最为常见，其次为主动脉壁内血肿。一旦发生急性主动脉综合征，如救治不及时，可能危及患者生命。所喜的是，白衣天使们经过多年的探索，已经找到一套行之有效的大血管疾病的救治方法，虽不能做到百分之百手到病除，也可使大部分患者避免生命危险。

“天机云锦用在我，剪裁妙处非刀尺”。所有被确诊的主动脉夹层患者都应立即接受合理的救治。主动脉壁内血肿处理原则类似于主动脉夹层。主动脉穿透性动脉粥样硬化性溃疡临床上发展为典型主动脉夹层较为罕见。这组疾病需要术者独具匠心，针对不同患者的解剖学特点，在治疗过程中对各种术式加以巧用、妙用，以取得最好的治疗效果。

“黄河西来决昆仑，咆哮万里触龙门”。其他大血管疾病还包括体循环系统的主动脉炎、主动脉窦动脉瘤破裂和主动脉缩窄等；以及肺循环系统的肺动脉栓塞、肺动脉高压和肺动静脉瘘等。主动脉窦动脉瘤破裂病情进展迅速，如不及时治疗可导致急性心力衰竭。重症肺栓塞可导致急性呼吸困难和右心衰竭，需要积极救治。

本书中，邓勇志教授在总结大血管疾病研究和治疗最新进展的基础上，结合自己丰富的临床救治经验，通过通俗易懂的文字和生动的插图，针对公众关心的大血管疾病，较为详细地介绍了该类疾病的发病原因、危险因素、临床表现，以及救治和预防措施。相信本书的出版发行，能帮助临床医务工作者认识大血管疾病，特别是为广大患者及家属填补大血管疾病认知的空白，将益处良多。

本人能够提前阅读，深感荣幸，特向广大心血管患者、家属，以及广大医务工作者推荐。

是以为序。

孙立忠

前言

近年来，由于人口老龄化和人们生活方式的改变，心血管病变发病率逐年增高，累及主动脉的疾病发病率在总体上也呈现不断上升的趋势，这一趋势已经成为公众不得不面对的健康挑战。大血管疾病如同隐藏在机体内的“定时炸弹”，随时可能爆发，威胁患者的生命安全。主动脉疾病主要包括主动脉瘤、主动脉夹层，以及主动脉壁内血肿等。这组疾病发病急、进展快、病死率高，给患者及其家庭带来了巨大的痛苦和经济负担。历史上，许多名人如爱因斯坦、李四光、美国排球明星海曼等，都未能幸免于主动脉疾病的魔爪。因此，对这些疾病的认识和预防尤为重要。《拆弹专家：探寻藏在血管里的定时炸弹》由此应运而生。

本书所说的大血管疾病，主要是指人体最主要的动脉——主动脉和肺动脉的扩张性和缩窄性疾病。扩张性的大血管疾病就是我们通常所说的动脉瘤，其发病原因包括先天性马方综合征，获得性梅毒或细菌感染、动脉粥样硬化、高血压、创伤等。导致动脉狭窄的原因可以是先天性的，如主动脉缩窄，也可以是后天性的，如梅毒、结核、动脉炎、创伤、风湿热、动脉粥样硬化等引起的管腔狭窄或闭塞。

根据病理学改变，动脉瘤分为真性动脉瘤、假性动脉瘤和主动脉夹层。真性动脉瘤和假性动脉瘤主要表现为邻近器官受压迫的症状，如声音嘶哑、吞咽困难、喘鸣等，有时可自我感觉血管异常搏动或触及肿块。大血管动脉瘤，特别是主动脉夹层，对患者生命健康威胁极大且病情异常凶险，其一旦发病，在 48 小时内，每过一小时，患者死亡率就可能增加 1%~2%，常常因为瘤体破裂出血，患者突然死亡。未经治疗者仅 8% 的患者能生存一个月以上，故早期诊断和治疗非常必要。

狭窄性大血管疾病临床表现取决于狭窄部位对应的供血器官。主动脉缩窄主要表现为上肢高血压、充血性心衰，以及下肢供血不足。如果狭窄累及脑供血血管，可表现为头晕、头痛、耳鸣、视力损害、语言障碍，甚至意识模糊和瘫痪；如果狭窄影响肢体供血，可表现为疼痛和间歇性跛行。

肺动脉疾病，主要是肺动脉栓塞。先天性心脏瓣膜畸形、动脉导管未闭等患者并发亚急性细菌性心内膜炎，感染栓子脱落而进入肺内，或周围静脉的感染性栓子或血栓脱落入肺而引起肺栓塞，导致患者胸痛和呼吸困难。肺动脉栓塞误诊或延迟救治的病例较多。

本书依照大血管疾病的发病率和急危重症程度，重点介绍急性主动脉综合征、主动脉缩窄、主动脉窦动脉瘤，以及肺动脉栓塞的病因、危险因素、临床表现、治疗和预防措施，为广大患者提供简明易懂、图文并茂的大血管病防治科普知识，提高公众对大血管疾病的认知水平，以期达到无病防病，有病及时就医，从而改善救治效果的目的。

通过阅读本书，您将能够掌握大血管疾病的基本知识，了解如何识别疾病征兆，学会在紧急情况下采取正确的应对措施，以及知道如何通过改变生活方式来预防这些疾病的发生。希望这本书不仅是您了解大血管疾病的窗口，也能为您和家人健康保驾护航。让我们一起翻开这本书，开启一段关于心脏大血管疾病的科学之旅，揭开大血管疾病的神秘面纱，成为自己健康的“拆弹专家”。

本书在编写过程中获得山西省科学技术协会科普活动和科普作品项目基金，以及山西省卫健委重点学科建设经费资助，在此深表感谢！

本书在编写过程中，人民卫生出版社的编辑给出了很多有益的建议，虽数易其稿，然获益良多，在此一并感谢！

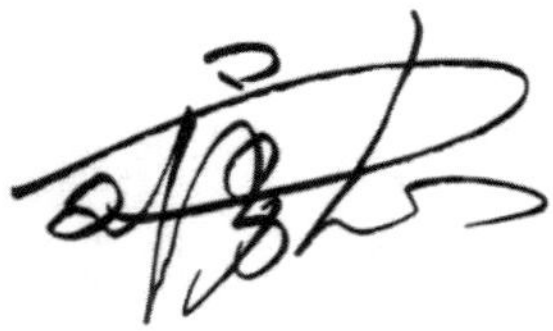

2025 年 6 月 6 日于龙城

目　录

第六章　动脉瘤中的“李鬼”

——假性动脉瘤

第七章　隐秘的“血管炸弹”

——主动脉窦动脉瘤破裂

第八章　传说中的“东方美女病”

——多发大动脉炎

第十二章 易被忽视的夺命“杀手”
——肺动脉栓塞

第十三章 心血管病里的“难治之症”
——肺动脉高压

第一章

神秘的人体运输网络

——心血管系统

心血管系统是一个封闭的循环管道系统，就好像是汽车的发动机与燃油系统。

1. 氧气和营养物质的配送网络——心血管系统

人类的生存和繁衍离不开强大且完善的心血管系统。

心血管系统是一个封闭的循环管道系统，就好像是汽车的发动机与燃油系统。这套系统主要由心脏、动脉、毛细血管网，以及静脉组成。心脏相当于整个系统的“发动机”，将含氧气和营养物质的血液泵出到大动脉，再由动脉血管运送至各个器官的毛细血管网，在各个器官的毛细血管网为组织和细胞提供氧气和能量，随之产生的代谢废物进入循环汇集成为静脉血，静脉将这些“失去氧并携带代谢废物的”的静脉血液带回心脏。通过人的呼吸，静脉血在肺部进行氧合作用，吸收氧气并排泄出二氧化碳等代谢废物，产生出含氧的动脉血液再次进入心脏进行新一轮的循环。

心血管系统就这样源源不断地为人体供应氧气和营养物质，保障“人体汽车”的正常运行。下面，就让我们深入了解一下这个系统的具体构造和功能吧！

2. 生命动力的源泉——心脏

将手掌紧贴在左侧胸部，你可以感受到来自胸腔内强有力的搏动——这就是我们心脏的冲击。它外形似桃，大小如拳头，大部分位于左侧胸腔内两肺之间，第二肋之下，膈肌之上的区域。

早在胚胎发育第五周左右，心脏便已开始搏动，开启了它贯穿整个生命历程的不知疲倦的工作之旅。它是一个强而有力的肌肉泵，每分钟规律地收缩与舒张 60~100 次（正常成年人静息状态下）。想象一下，心脏就如同汽车的发动机，通过收缩将富含氧气与营养物质的动脉血液“泵”出，沿着错综复杂的血管“高速公路”，输送到身体的各个角落，无论是距离心脏最远的脚趾尖，还是高高在上的头顶，都能精准送达。而舒张时，则如同发动机的吸气冲程，让静脉血回流，为下一次的强力输送蓄势待发。

人的心脏由四个“小房子”构成，左右各两间，分别为位置靠上的左心房、右心房及位置靠下的左心室、右心室，左右心房间被一堵叫作房间隔的“墙”分开，同样心室之间也存在室间隔将二者分隔开，但同侧的心房和心室之间是相通的。血液在心脏里的流动是这样的：机体静脉血经上、下腔静脉回流右心房，通过三尖瓣到右心室，再由右心室泵入肺动脉进行氧合；氧合后的动脉血经肺静脉回流左心房，通过二尖瓣进入左心室，再由左心室泵入主动脉，进而供应整个机体。

为了保证血液在心脏内沿正确的方向流动，在心房和心室，心室与大动脉之间各有两扇或三扇单向阀门（心脏的房室瓣和主动脉瓣及肺动脉瓣），由心房向心室、心室向动脉有序开放，从而将血液运送到全身各个脏器和肺脏（图 1-1）。

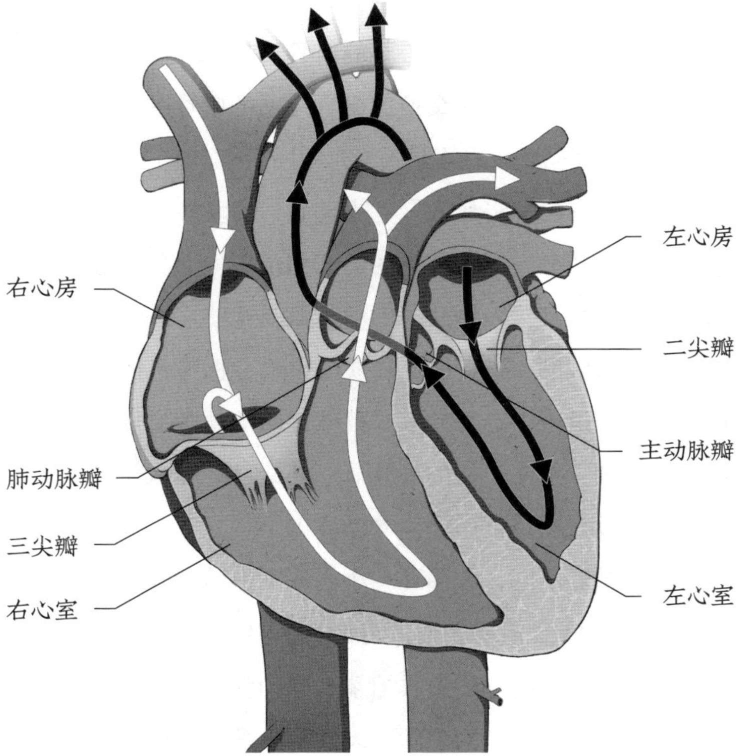

图 1-1　心脏结构以及心脏内血液流动示意图
白色箭头：静脉血，黑色箭头：动脉血。

3. 身体中四通八达的管道——血管

如果说心脏是我们身体的首都，那么血管就是四通八达、无所不及的公路网络系统。人的血管又根据功能和分布分为动脉、静脉和毛细血管网。其中运送血液离开心脏的血管为动脉，运送血液回流心脏的血管为静脉，而动、静脉相互移行进行氧气和物质交换的血管为毛细血管网。

人的血液循环分为体循环（大循环）和肺循环（小循环）。

心脏的左心室将血液泵入主动脉，主动脉再不断发出许多分支，这些分支深入人体的器官和组织。动脉血管内输送的是含氧量高且营养物质多的动脉血，这些血液经分支最终进入毛细血管网，进行营养物质的供给，保障机体的正常运行。在这一过程中，富含氧和营养物质的动脉血变成了含氧量较低并携带代谢产物的静脉血，并通过静脉血管回流入心脏，这一过程便是体循环（大循环）。

与体循环不同，肺循环（小循环）中肺动脉、肺静脉里的血液成分恰恰相反。通过静脉回流的血液首先进入右心房、右心室，再由右心室收缩泵入肺动脉，此时的血液是未经肺脏进行氧气交换的静脉血。这些静脉血通过肺脏的呼吸运动进行氧气和二氧化碳交换后，变为富含氧气的动脉血，沿着肺静脉流入左心房，再由左心房流入左心室，左心室收缩，将动脉血经主动脉泵向全身（图 1–2）。

分布全身的血管各司其职，功能各异。

弹性储器血管：这类血管属于大动脉，它承受的动脉压力较大，所以血管壁较厚，且富含弹性纤维，具有较强的扩张与收缩功能，主要包括主动脉、肺动脉。在心脏收缩时，血液由左心室泵入主动脉，主动脉的压力升高，推动部分血

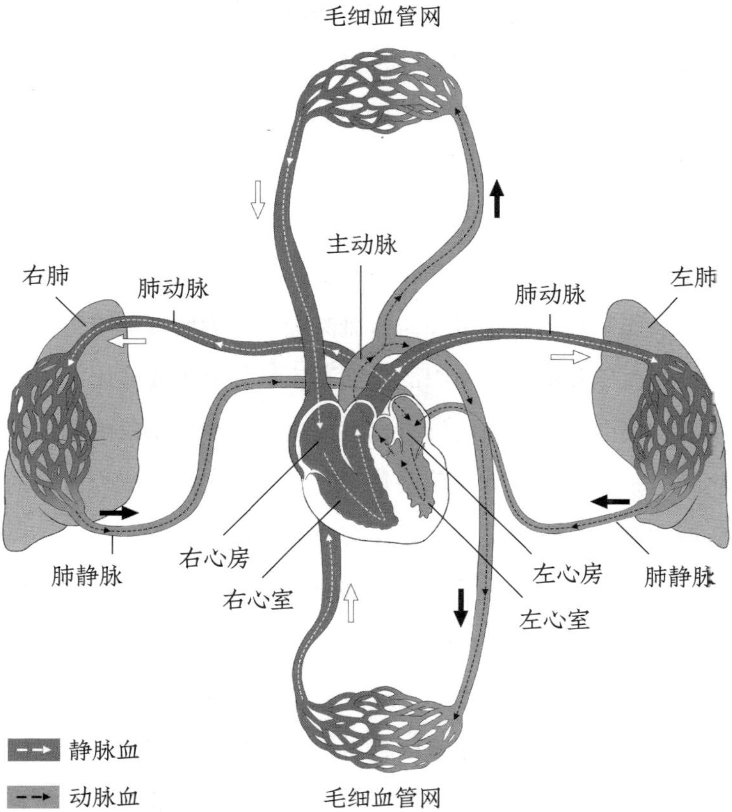

图 1-2　体循环与肺循环示意图

体循环包括主动脉及其分支、全身毛细血管网，以及回流的上、下腔静脉。肺循环包括肺动脉、肺部毛细血管网，以及肺静脉。

液向前流动，同时扩张主动脉。当收缩期结束，主动脉瓣关闭，此时主动脉由于弹性回缩，使血液继续向前流动，维持血压的稳定。

分配血管：分配血管是指中动脉，即弹性储器血管之后到分支为小动脉之前的动脉管道。

毛细血管前阻力血管：指小动脉和微动脉，其管壁富有平滑肌，收缩性好，血管口径小，血流速度快，形成的血流阻力很大，称为毛细血管前阻力血管。它在神经及体液调节下，通过平滑肌的舒张和收缩改变其管径大小，调节血流阻力，从而影响动脉血压和器官血流量。毛细血管前阻力血管对控制血压和各器官组织的血液灌流量具有重要作用。

交换血管：交换血管指真毛细血管，其管壁仅由单层内皮细胞构成，外面有一薄层基膜，通透性很高，成为血管内血液和血管外组织液进行物质交换的场所。

毛细血管后阻力血管：毛细血管后阻力血管指微静脉。微静脉因管径小，对血流也会产生一定的阻力。它们的舒缩可影响毛细血管前阻力和毛细血管后阻力的比值，从而改变毛细血管压和体液在血管内和组织间隙内的分配情况。

容量血管：是指静脉血管。与动脉相比，静脉容量血管数量多、口径粗、管壁薄、容量大，而且可扩张性较大，即较小的压力变化就可使容积发生较大的变化。在安静状态下，循环血量的 60%~70% 容纳在静脉中。静脉的口径发生较小变化时，静脉内容纳的血量就可发生很大的变化，而压力的变化较小。因此，静脉在血管系统中起着血液贮存库的作用，在生理学中将静脉称为容量血管。

短路血管：短路血管指一些血管床中小动脉和静脉之间

的直接联系，它们可使小动脉内的血液不经过毛细血管而直接流入小静脉。在手指、足趾、耳廓等处的皮肤中有许多短路血管存在，它们在功能上与体温调节有关。

这里提到了一个重要的动脉——主动脉，也就是本书的主角。主动脉起源于心脏，是人体最粗大的动脉，也是血液输送至全身的主干道。主动脉的走行就像雨伞的伞柄，由自下向上走行的升主动脉、弓形的主动脉弓，以及向下走行的降主动脉组成（图 1-3）。

主动脉起源的部位为主动脉根部，该处通过主动脉瓣将其与左心室分隔开来。主动脉瓣由三个半月瓣组成，像三扇单向开放的阀门，分别为左半月瓣、右半月瓣和后半月瓣。当心室向主动脉射血时，三个瓣膜同时向主动脉开放，射血结束后瓣膜关闭，保证血液只能够由心室进入主动脉而不反流入心脏。主动脉三个半月瓣与主动脉管壁之间形成似袋状的结构称为主动脉窦，其中供应心脏的血管左、右冠状动脉，分别起自左、右冠状动脉窦。如果主动脉窦发育不良，随着时间的推移，就可能在人生的某个阶段发生破裂，就是随后要讲到的主动脉窦动脉瘤破裂。

主动脉弓部发出三支血管，分别是无名动脉（头臂干）、左颈总动脉和左锁骨下动脉，负责上肢和头颈部的血液供给。主动脉弓向下继续延伸为降主动脉，包括胸主动脉和腹主动

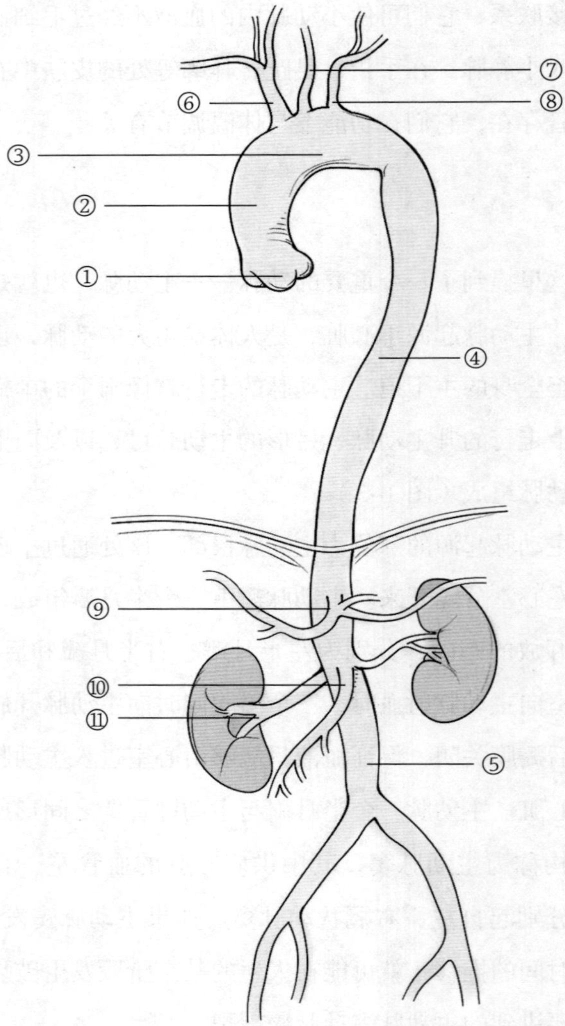

图 1-3　正常主动脉及其分支示意图

①主动脉根部，②升主动脉，③主动脉弓，④胸主动脉，⑤腹主动脉，⑥无名动脉（头臂干），⑦左颈总动脉，⑧左锁骨下动脉，⑨腹腔动脉（腹腔干），⑩肠系膜上动脉，⑪肾动脉

脉，沿途发出很多分支，主要有腹腔干、肠系膜上动脉、肾动脉，以及肠系膜下动脉等，负责相应脏器的血液供应。

主动脉管壁主要由三层结构构成，从内向外依次是内膜、中膜和外膜（图 1-4）。内膜是管壁的最内层位于内弹力膜以内，又可分为内皮和内皮下层，是三层结构中最薄的一层。内皮细胞作为血管的内衬，形成光滑面，便于血液流动。中膜较厚，位于内弹力膜和外弹力膜之间，以弹力纤维和平滑肌细胞为主，当有血液流入时，可以相应地收缩或扩张，使血压的波动较为平稳。外膜即血管的最外

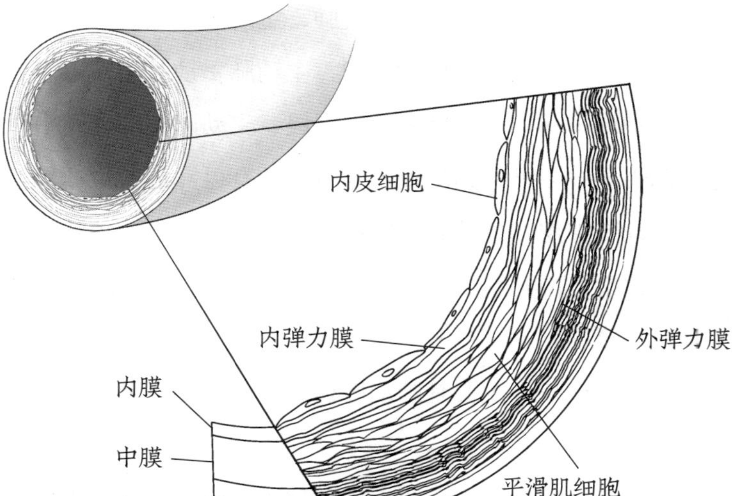

图 1-4　血管壁的结构

动脉血管壁由内膜、中膜和外膜组成。内弹力膜以内为内膜，内、外弹力膜之间为中膜，外弹力膜之外为外膜。

层结构位于外弹力膜以外，由疏松的结缔组织构成。结缔组织以生长力极强的成纤维细胞为主，当血管受到损伤时，可以迅速启动修复机制。

4. 输油管道的主管道“爆裂”——主动脉发生致命的“破坏”

大血管疾病主要是发生在主管道（主动脉）上，这也是人体最主要的血管的疾病。这类疾病往往十分凶险，具有起病急、进展快、风险大、病死率高的特点。大血管疾病主要包括主动脉夹层、主动脉壁内血肿、主动脉穿透性动脉粥样硬化性溃疡、主动脉假性动脉瘤、主动脉窦动脉瘤破裂、创伤性主动脉损伤、医源性主动脉夹层、主动脉炎等。其中以主动脉夹层较多见，如治疗不及时，很有可能危及生命。

主动脉夹层、主动脉壁内血肿和主动脉穿透性动脉粥样硬化性溃疡，因其起病急、病情重、危害大，统称为“急性主动脉综合征”。

肺动脉疾病，主要是肺动脉栓塞，此外还有肺动脉高压和肺动静脉瘘等。

以下各章节将分别介绍上述各种主动脉、肺动脉疾病的病因、危险因素、发病机制、临床表现、相关诊断方法，以及治疗措施、围手术期康复指南和预后。

第二章

藏在身体里的“定时炸弹”

——主动脉瘤

主动脉瘤并非肿瘤，而是主动脉壁局部或弥漫性异常扩张形成的“鼓包”，就像汽车轮胎的鼓包一样。

1. 生死甬道

在初秋的清晨，朝阳还未完全驱散凉意。刺耳的救护车鸣笛声由远及近，车门打开，担架上的老人蜷缩着身子，双手死死按在胸口，额角渗出豆大的汗珠。“医生，我胸口，像被石头压着……”他艰难地喘息着，声音断断续续。

老人今年六十五岁，是一名退休教师。家属焦急地描述着病情：两天前他开始感到后背钝痛，以为是劳累所致，谁知今早突然胸口剧痛，连呼吸都变得困难。接诊的急诊科医生迅速为他做了初步检查——血压骤降至 80/50 mmHg，心率快而不齐，听诊时胸骨后传来异常的血管杂音。“立即安排 CT 血管成像！”医生果断下达指令。

影像结果触目惊心：患者的胸主动脉上段膨出一个直径 6 厘米的动脉瘤，瘤体边缘已有细微裂痕，随时可能破裂。“这是胸主动脉瘤，情况非常危险。”医生眉头紧锁，迅速召集心血管外科团队会诊。

会议室内，气氛凝重。主治医师指着 CT 图像分析：“瘤体位置靠近左锁骨下动脉，传统开胸手术需要置换人工血管，但患者年龄较大，伴有肺功能不全，手术风险极高。”

“可以考虑胸主动脉腔内修复术（TEVAR）”，主任接过话头，“用覆膜支架从股动脉导入，封堵瘤体破口，创伤比较小，恢复相对较快。”

“但支架释放的位置必须精准，一旦偏移可能影响脑供血，导致脑卒中，严重时可能导致偏瘫。”“而且瘤颈角度陡峭，支架能否稳定贴合还是未知数。”经过深入的讨论，最终，团队达成共识：优先尝试 TEVAR，若术中出现意外则转为开胸手术。

手术室的无影灯骤然亮起。患者躺在手术台上，麻醉师轻声安抚：“别怕，睡一觉就好了。”导管室屏幕上，血管造影的影像清晰呈现——瘤体像一颗定时炸弹，蛰伏在主动脉上。主任屏息凝神，手腕稳如磐石，调整导丝方向，将导丝和导管缓缓送入股动脉，然后交换加硬导丝，将覆膜支架顺其一点点推进至瘤体位置。支架精准卡入瘤颈。“释放！”主任果断下令。覆膜支架如花朵般展开，牢牢封住动脉瘤的破口。

术后，患者被转入重症医学病房（ICU）观察。最初几小时，他的血压仍不稳定，护士每 10 分钟记录一次生命体征。1 天后，患者已能靠在床头喝粥。复查 CT 血管成像显示支架位置完美，瘤体被彻底隔绝。“爸，您走两步试试？”家属搀着他缓缓站起。患者试探着迈出步子，胸口不再闷痛，呼吸也变得轻快。“像卸下一块大石头……”他喃喃道，眼眶湿润。

2. 体内的“定时炸弹”

1955 年 4 月 18 日凌晨，美国普林斯顿大学医学中心的病房里，一位 76 岁的老人突然感到呼吸困难，值班护士紧急呼叫医生，然而匆忙赶到的医生并没能挽救老人的生命，几小时后老人停止了呼吸，为他传奇的一生画上了句点。这位老人就是创建了狭义相对论和广义相对论的伟大物理学家爱因斯坦，而导致他去世的原因则是一种非常可怕的大动脉疾病——主动脉瘤破裂。

主动脉瘤常常被误解为是一种生长在动脉上的肿瘤，但实际上它和肿瘤并没有关系。之所以称之为“瘤”是因为主动脉壁局部或弥漫性的异常扩张，形成了瘤样形态，就像孩子们玩耍时吹起的气球，或者汽车轮胎鼓起的包。当血管扩张程度达正常主动脉管径的 50% 以上，便将其称为主动脉瘤。

虽然不是恶性肿瘤，但主动脉瘤的危害却不容小觑。随着扩张程度的不断加重，它如同不断充气的气球一般越来越大，终有一刻当血管壁无法承受这种压力时，主动脉瘤破裂——一颗藏在身体里的“定时炸弹”被引爆，源源不断的血液在巨大的压力下从破口涌出，后果不堪设想！

主动脉像一根接在心脏上的“水管”，心脏收缩时产生巨大的收缩力，推着血液进入主动脉并不断向前流动，主动脉这根体内最大的“运输管道”可以承受一定的压力和冲击力。随着心脏不停地搏动，主动脉不断地承受着来自血流的冲击和压力，这就需要它足够结实。

主动脉管壁局部发生病变（动脉硬化、感染等），会导致动脉壁弹性下降、耐受力减低，管壁在血流的冲击下慢慢扩张，形成鼓起的瘤腔的形态，这就是主动脉瘤的形成过程。主动脉瘤也因发生的位置不同而具有不同的名称，如升主动脉瘤、胸主动脉瘤和腹主动脉瘤等（图 2-1）。

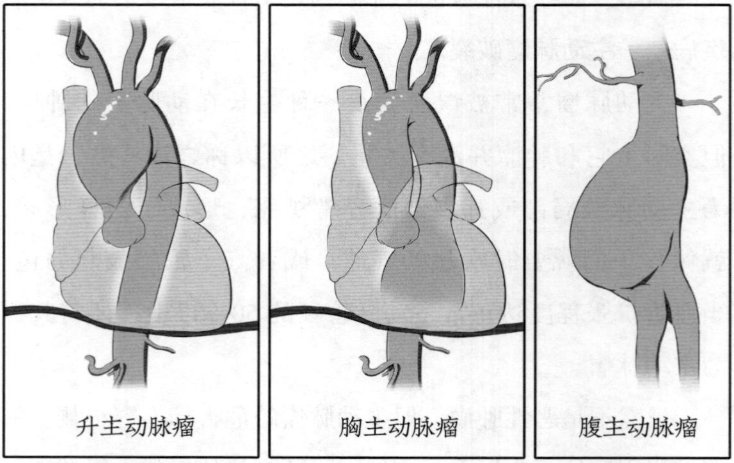

图 2-1　不同位置主动脉瘤示意图

炸弹的威力是极其可怕的，它的引爆可以瞬间夺去数人的性命。而主动脉瘤正是一颗藏在人体内的“炸弹”，一旦破裂就如同“炸弹引爆”，会在很短的时间内夺走患者的生命。

主动脉瘤形成后，会随着血流的压力和冲击慢慢增大，就好像正在吹起的气球一样，动脉瘤的管壁也越来越薄，变得不那么结实，终有一刻耐受不了冲击力而出现破损，形成主动脉夹层甚至破裂。一旦动脉瘤壁破损贯通全层，就如汛期的河堤出现溃口一般，动脉血在巨大的压力下源源不断地涌出，患者会在短短几分钟内因失血而休克，抢救成功的机会微乎其微。

由此可见，把主动脉瘤比喻成人体内的“定时炸弹”绝不是危言耸听。

3. 越大的主动脉瘤越容易破裂

我们吹气球时，随着气球体积的不断增大，气球壁越来越薄，内部的压力也越来越大。同样的道理，随着动脉瘤的增大，瘤壁逐渐变薄，腔内的血液变成漩涡似的血流，不断冲击动脉瘤壁，血管壁的结构受损，动脉瘤破裂、形成动脉夹层，死亡的风险也越来越高（图 2-2）。

一般来说，腹主动脉瘤每年增长约 3 毫米，随着直径增大，破裂风险呈指数级上升，且女性风险大于男性。对于半年内增长 5 毫米的患者，或 1 年内增长 10 毫米的患者，可以考虑提前进行手术干预。对于相对稳定的腹主动脉瘤，手术指征为男性瘤体直径大于 55 毫米，女性瘤体直径大于 50 毫米。

据报道，当腹主动脉瘤直径为 4~5 厘米时破裂率为 0.5%~5%，直径为 5~6 厘米时，破裂率为 3%~15%，直径为 6~7 厘米时，破裂率为 10%~20%，直径为 7~8 厘米时，破裂率为 20%~40%，腹主动脉瘤直径大于 8 厘米时，破裂率为 30%~50%！

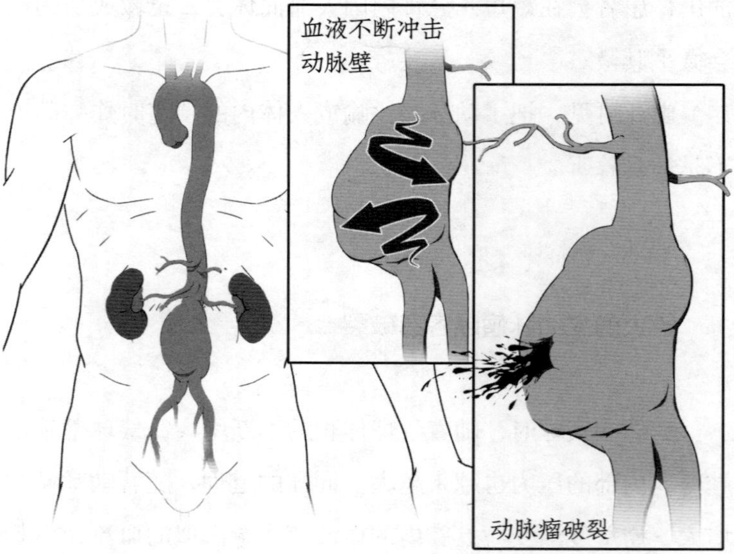

图 2-2　主动脉瘤破裂示意图

主动脉瘤的发生具有一定的隐秘性。不被重视的动脉粥样硬化是诱发主动脉瘤最常见的病因。动脉斑块，是对动脉粥样硬化最通俗的理解，斑块的产生并非一朝一夕，而是随着年龄的增加逐渐形成的。常规的动脉超声检查能够通过斑块的大小、多少以及性质，全面地评估动脉粥样硬化病变的进展情况。一旦发现斑块，应该保持良好的生活习惯，控制原发病，必要时口服抗动脉硬化的药物治疗。

但在现实生活中，很多人会因为没有明显症状而忽视动脉血管壁斑块的存在，更不注意防止斑块的进展。于是在各种不良生活习惯和疾病（例如吸烟和高血压）的影响下，斑块逐渐增多、变大，结果不仅堵塞血管管腔，还会侵蚀主动脉壁，引起管壁结构破坏和弹性下降，从而导致主动脉局部的管壁扩张，最终形成主动脉瘤。香烟中含有的焦油、一氧化碳等多种有害物质会破坏主动脉壁功能，长期大量吸烟可加重动脉粥样硬化，同时增加主动脉瘤形成的风险，还会诱发其他血管疾病。

长期不加控制的高血压也是主动脉瘤的危险因素。高血压可怕之处在于它慢慢地、不知不觉地危害患者的全身脏器，或者在血压瞬间飙升到极限时，可能导致脑出血、主动脉夹层等。不被控制或控制不良的高血压对主动脉壁持续产生压力，加重全身动脉硬化，引起动脉壁扩张形成动脉瘤，一旦血压骤升，主动脉瘤破裂，就会有生命危险。

除了上述因素，病毒和细菌的感染也是主动脉瘤发生的相关因素之一。例如，梅毒螺旋体感染会侵袭主动脉壁，导致主动脉炎，进而破坏主动脉壁的结构，增加动脉瘤形成的可能性。

遗传因素同样不容忽视。如果家族中有主动脉瘤患者，那么其他家庭成员患主动脉瘤的风险就会相对较高。

免疫系统疾病也可能与主动脉瘤相关。一些自身免疫性疾病会引起血管炎症，影响主动脉壁的正常结构和功能，从而促使动脉瘤的形成。

此外，外伤也是导致主动脉瘤发生的因素。例如胸部受到严重的撞击时，可能会损伤主动脉壁，在受伤部位出现薄弱点，随着时间推移，在血流的冲击下，就可能形成主动脉瘤。

主动脉瘤并没有什么特别的临床表现，很大一部分是在体检或检查其他疾病的时候被发现的。部分患者会因为胸腹部搏动性包块到医院就诊，较大的动脉瘤也会因压迫、牵拉、侵蚀周围组织引起相应的症状。

主动脉弓动脉瘤可能压迫左侧无名静脉，使左上肢比右上肢静脉压高[1]；降主动脉瘤可侵蚀胸椎横突和肋骨引起疼痛，甚至在背部外凸于体表。

胸主动脉瘤压迫上腔静脉影响回流时，颜面部、颈部和肩部会出现静脉怒张，并可有水肿；压迫邻近的气管时，会引起咳嗽、气急甚至呼吸困难；压迫食管则会引起吞咽困难；压迫喉返神经则会引起声音嘶哑。

腹主动脉瘤的包块多位于脐周或左上腹，部分患者会出现腹部不适、腹痛或腰痛的症状（图 2-3）。当腹主动脉瘤压迫周围肠管时，可引起消化道症状；压迫髂静脉时可引起下肢肿胀，压迫精索静脉可见精索静脉曲张，压迫输尿管可致尿路梗阻。

1 静脉压测量并不是我们通常意义上的量上臂血压。静脉压主要用于评估血液循环状态，分为中心静脉压（CVP）和周围静脉压两种类型。CVP 反映右心房或胸腔大静脉压力，常用于危重患者液体管理；周围静脉压通过肢体浅静脉测量，操作更简单但应用较少。

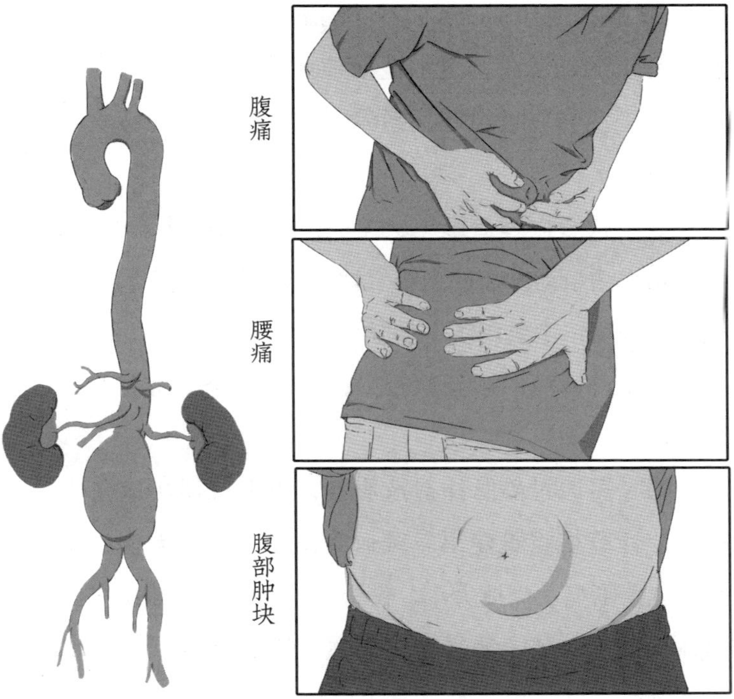

图 2-3　腹主动脉瘤主要表现示意图

4. “侦察兵”三兄弟

超声检查简便快捷，它可以清晰显示动脉瘤部位、大小、内部血流以及血栓和斑块的情况，目前我国各级综合医院基本都开展了超声检查项目，是主动脉瘤筛查和复查的首选检查。但是受到胸廓及肺部气体的影响，其对胸主动脉瘤的诊断价值不高，更多是应用在腹主动脉瘤的诊断中。

CT血管成像（CTA）不受胸廓的限制，可以显示主动脉全程上的动脉瘤，更加全面地评估主动脉瘤的位置、大小、形态、与邻近组织关系等，是主诊断主动脉瘤常用的检查方法。

数字减影血管造影（DSA）是主动脉瘤诊断的金标准，可以精准测量动脉瘤的大小、评估病变部位是否有夹层及病变严重程度，主要用于主动脉瘤介入治疗的评估。

在主动脉瘤的影像检查中，CTA与DSA扮演着截然不同的角色。

CTA需通过静脉注射造影剂，借助机器快速完成全身扫描，计算机将重建出三维血管图像，全程无创、操作便捷。能清晰显示瘤体大小、位置、分支血管受累情况，以及瘤体与周围脏器（如气管、肾脏）的空间关系。而DSA则需穿刺股动脉，将导管插入主动脉靶区域直接注射造影剂，在X线透视下动态捕捉血管影像，属于有创性操作，有血管损伤的风险。但DSA胜在腔内视野清楚：凭借直接血管内造影和实时成像，可捕捉血流动态、内膜破口位置、支架贴壁情况等毫米级细节，如同为介入手术配备的“高清导航仪”。

基于无创高效的优势，CTA是主动脉瘤确诊、随访及破裂风险评估的首选工具，尤其适用于急诊排查。DSA因操作较复杂且风险较高，已不用于单纯诊断，其不可替代性体现在治疗环节：所有主动脉腔内修复术（如支架置入）必须依赖 DSA 的实时引导，医生可即时调整支架位置、评估封堵效果。

目前临床遵循“诊断靠 CTA，手术靠 DSA”的原则：初诊患者首选 CTA 全面评估，若需微创治疗，再启用 DSA，双技术协同拆解血管中的“隐形炸弹”。

5. 积极应对并排除体内的“定时炸弹”

当发现体内存在主动脉瘤后，患者会因了解其潜在危害而产生担忧和惶恐，时刻担心自己身体里的主动脉瘤破裂，甚至连正常的活动都不敢进行。那么，当发现体内存在主动脉瘤后，我们该怎样应对呢？

我们要知道，主动脉瘤是可以保守治疗的。主动脉瘤不是特别大，直径<5 厘米的患者，在控制好原发病的基础上，做好定期的复查即可。

主动脉瘤多是由于各种疾病造成的，所以在生活中，首先我们就要控制好原发疾病，例如控制血压，避免高血压对动脉瘤壁的影响；其次就是纠正各种不良习惯，保持健康生活方式，如戒烟、控制体重和血脂水平，适量进食蔬菜、水果等富含膳食纤维的食物，保持大便通畅，防止便秘导致腹压增大。同时应避免剧烈运动，防止因剧烈运动而导致血压升高，进而导致动脉瘤破裂的发生。

主动脉瘤患者应定期至医院接受动脉瘤的进展情况评估，一般每半年需要复查 1 次超声检查。经过几次复查，如果主动脉瘤病情稳定，或者主动脉瘤的生长速度在正常范围内，特别是年轻患者，可以每 1~2 年复查一次。

主动脉瘤患者如果突然出现持续剧烈的胸痛或腹痛，有撕裂感并向背部或腹部放射，吃止疼药都不能缓解，这可能是动脉瘤破裂的先兆表现。另外，主动脉瘤患者瘤腔内容易形成血栓，血栓脱落可梗阻到远端血管或分支动脉，如肠系膜动脉、肾动脉、下肢动脉等，引起相应器官的缺血性症状，如急性腹痛、急性肾功能衰竭，或因下肢动脉急性栓塞引起的疼痛、苍白、脉搏消失、感觉异常和麻痹等。

如果身体出现以上特殊的信号，请在最短时间内前往有动脉瘤救治能力的医院就诊，并告知医生自己患有主动脉瘤的病史，以便得到适当和及时的治疗。

并不是所有的主动脉瘤都可以保守治疗，当主动脉瘤≥5 厘米或每年增长≥1 厘米，以及已经出现相应症状的患者，主动脉瘤破裂的风险会大大增加，此时应进行外科手术或介入治疗以预防主动脉夹层、破裂和患者死亡的发生。

传统外科手术是将胸腔或腹腔打开，切除主动脉瘤并用人工血管置换（图 2–4）。介入治疗则是在大腿根部股动脉进行穿刺，通过外周动脉将人造覆膜支架放到主动脉瘤所在部位，主动脉的血从人造血管里流过，避免主动脉瘤的破裂

（图 2–5）。相对来说，介入治疗创伤小，并发症少且可在局部麻醉下进行，更适合老年人或合并有其他疾病难以耐受开胸或开腹手术治疗的患者。

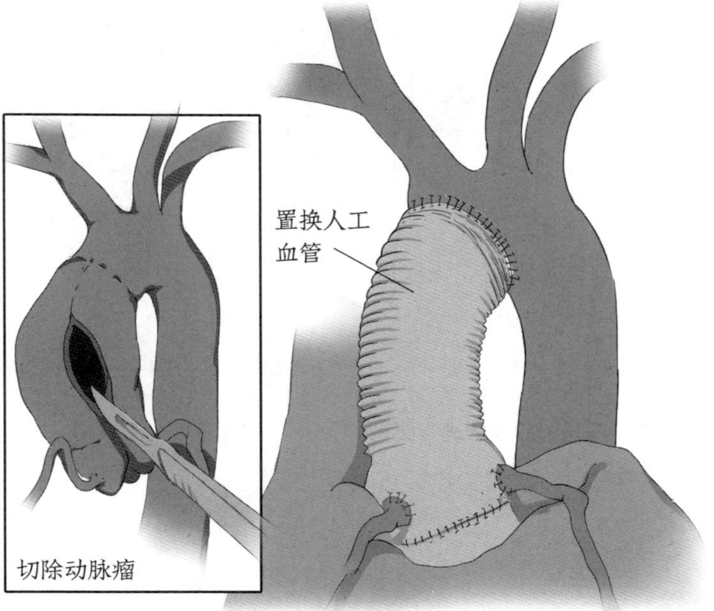

图 2–4　外科人工血管置换术治疗升主动脉瘤

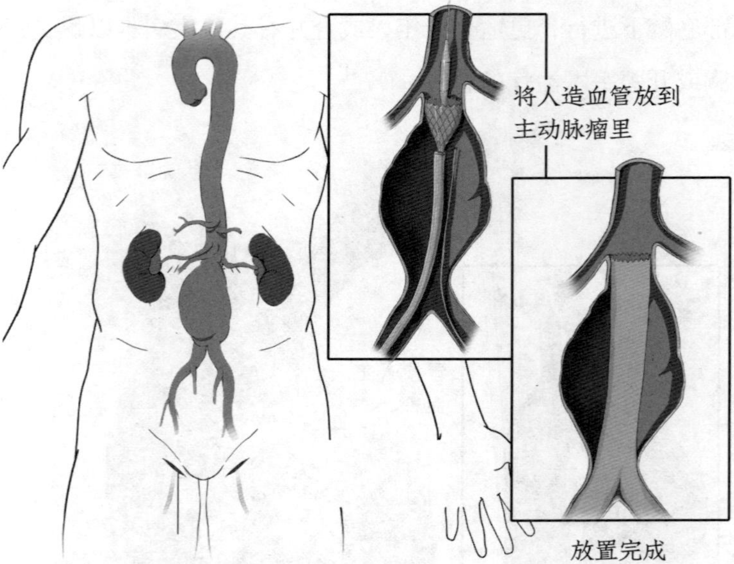

图 2-5　腔内介入方法治疗腹主动脉瘤

第三章

血管内膜致命撕裂

——主动脉夹层

主动脉内膜一旦破了口，血液就会像鸡蛋灌饼蛋液灌进“饼皮”内部一样，形成主动脉夹层。

1. 生死竞速

深夜的某三甲医院急诊，一辆闪烁着抢救灯的 120 救护车急促驶来。很快，蜷缩成“虾米状”的中年男人被医护人员转运至急诊抢救室。

“患者张明（化名），40 岁男性，胸痛两小时，血压 200/110 mmHg！”护士高声报告。

医生一把掀开患者上衣，听诊器刚贴上他汗湿的背部，就听见了异常的杂音，此刻的张明，只感觉胸口“撕裂般”的疼痛不断加剧。他怎么也想不通，好不容易熬了几个大夜，终于把手头的任务做完了，今晚特意和同事庆祝一番，可谁想几杯酒下肚，胸口和后背却突然剧烈地疼痛起来。本以为是最近太过辛苦造成的，正好同事随身带着“救心丸”，他便含了两颗坐下休息，没想到几分钟过去症状不但没有缓解，反而更加严重了，胸背部的撕裂样剧烈疼痛向下肢延伸，被吓坏的同事们赶紧拨打了 120 急救电话。

“撕裂样疼痛？放射到后背？”医生严肃问道。

张明脸色煞白，艰难点点头：“像……有人用锯子从中间锯开我的胸口……”

“准备做增强 CT，怀疑主动脉夹层！”医生话音未落，监护仪突然尖叫起来——血压骤降至 70/40 mmHg。

CT 屏幕上的图像令人不寒而栗，升主动脉被撕裂成真假两腔，内膜瓣像破布条一样飘荡。

“Stanford A 型主动脉夹层，必须立刻手术！”医生紧急和家属交代，“每耽误一小时，死亡风险增加 1%！”

手术室里，无影灯下医生打开患者胸腔，争分夺秒地修补被撕裂的主动脉。

六小时后，手术灯熄灭；术后第二天，张明苏醒过来，在医生的帮助下，他跑赢了这场与死神的竞速赛！而差点夺走他性命的，是一种比心肌梗死还要凶险的血管疾病——主动脉夹层！

温馨提示：急性心肌梗死，需要服用阿司匹林和氯吡格雷抗血小板治疗，并走急诊绿色通道，尽可能在黄金 120 分钟内开通“罪犯”血管，也就是血栓栓塞的病变冠状动脉，以尽可能地挽救心肌和患者的生命。而主动脉夹层，特别是 Stanford A 型主动脉夹层，也就是发生在升主动脉的夹层，则不能服用阿司匹林和氯吡格雷。主动脉夹层需要急诊手术，如果误服阿司匹林和氯吡格雷，手术过程中因血小板功能受抑，会导致凝血功能障碍而难以止血。

可惜的是，并不是所有患者都像我们故事的主人公那般幸运：20 世纪 80 年代的美国女子排球队的顶梁柱当属身材高挑、具有超凡跳跃能力的黑人女子海曼，不少老一辈人都对她的扣球印象深刻。也正是因为有了她的加入，才使得美国女排从最初的籍籍无名到获得 1980 年奥运会女排的决赛资格和 1984 年洛杉矶奥运会的亚军。然而，在 1986 年的一场比赛中，海曼却突然倒在球场上，在送往医院的途中她的心脏停止了跳动。最终经过确认，海曼死于马方综合征引发的心血管疾病——主动脉夹层破裂。

2001 年，我国男子排球运动员朱刚也因为同样的疾病倒在训练场上。历史上，英国国王乔治二世、著名小提琴家帕格尼尼也是因为主动脉夹层破裂而不幸离世。

可见，主动脉夹层是一种异常凶险的主动脉急症，无论你平素身体是否无恙，也无论你声名显赫或是家境优渥。一旦罹患主动脉夹层，就仿佛唤醒了身体内的一颗随时可能引爆的“炸弹”，就算这颗“炸弹”被专业人员及时发现，也有可能在“拆除”的过程中发生“爆炸”——也就是主动脉夹层的破裂。而主动脉夹层一旦破裂，再高明的医生也回天无术。

2. “灌饼”理论解密主动脉夹层的发生

主动脉夹层有别于动脉瘤，它的发病机制并不是主动脉壁的扩张，而是动脉壁内膜的撕裂。让我们从一个不太恰当的比方开始，一起了解主动脉夹层的发生过程。

清晨的街边，早餐车售卖的鸡蛋灌饼是上班族的最爱。做饼的师傅将面团反复擀叠做成饼坯，圆形的饼坯内部分几层，用筷子轻轻挑开其中一层，将打好的蛋液缓缓灌入饼内，再加以烤制，一个香喷喷的鸡蛋灌饼就出炉了。

为什么要用鸡蛋灌饼来打比方呢？

其实我们人体的动脉也是分层的，分为内、中、外膜三层结构，只有三层膜结构完整不被破坏时，才能承受来自动脉血对管壁产生的巨大压力和冲击力，保证血液在管腔里正常地流动。如果一旦某处血管内膜在血流的冲击下撕裂出现破口，动脉血在压力下就会从撕裂处进入中膜，就仿佛筷子挑开口后，源源不断的鸡蛋液进入灌饼内部一样。随着心脏不停收缩而产生的压力，动脉血不停地流动，通过破口进入主动脉管壁中层的血流越来越多，就会导致中膜逐渐分离，并沿主动脉长轴方向撕裂——就如同剪布时首先用剪刀剪开一个小口，整幅布匹便可以一下撕开一样。这时，在动脉管腔里就会形成真、假两个管腔，真腔就是原来的血管腔，而假腔则是被撕开的血管内膜和中膜（图 3-1）。随着涌入假腔血液越来越多，假腔不断增大，向内扩张有可能会导致真腔受压，影响远端供血而导致远端机体急性缺血；向外扩张则可能引起血管外膜破裂，动脉血液会就如同洪水决堤一般从破口涌出，导致难以控制的大出血，患者可能在几分钟内死亡。

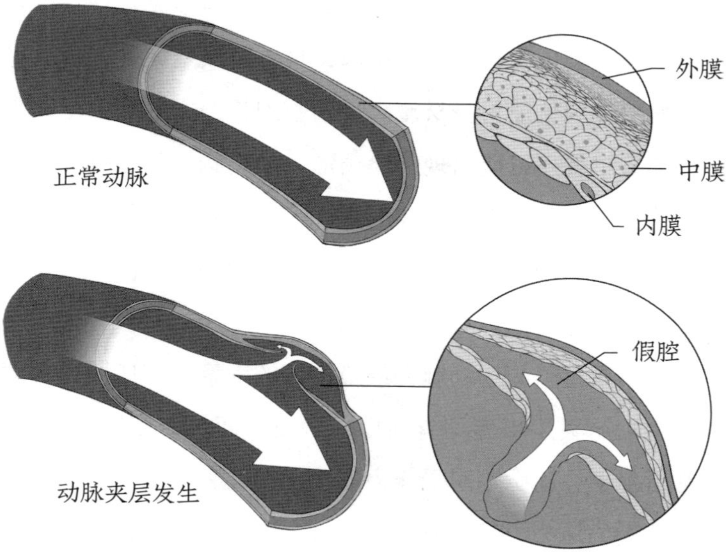

图 3-1　主动脉夹层发生机制示意图
主动脉内膜撕裂，血液由管腔进入血管壁中层，导致中膜撕裂，形成假腔，假腔在血流冲击下沿主动脉长轴方向向血管远端和近端扩展形成主动脉壁的真、假两腔的分离状态。

3. 高危人群，要警惕主动脉夹层

部分主动脉夹层的发生与遗传性先天性心血管病相关，如马方综合征、埃勒斯-当洛综合征、特纳综合征、家族性胸主动脉瘤等疾病。这类患者的遗传或代谢性异常导致主动脉中层囊样退行性变甚至坏死，不够牢固的血管壁在动脉血液高压的反复冲击下，很容易发生破损及产生夹层。

其中马方综合征引发的主动脉夹层最为多见。马方综合征是一种常染色体显性遗传疾病，具有家族聚集性。这类患者的典型外貌特征为身材瘦高，四肢细长，尤其是手指和脚趾；部分患者还可能出现骨骼畸形，如鸡胸、漏斗胸、脊柱侧弯等；还有部分患者有高度近视或青光眼等眼部疾患（图3–2）。前文提到的因夹层破裂离世的美国排球名将海曼就是一位马方综合征患者。

高血压是引起主动脉夹层最主要的因素。临床所见的大部分主动脉夹层患者均有高血压病史，而且血压控制不佳。正常情况下，动脉壁耐受压力的性能很高，一般只有当主动脉壁承受的压力大于500 mmHg时，才可能导致正常主动脉壁破裂。但是如果高血压长期不加以控制，高压血流反复冲击会造成对主动脉管壁的剪切力增加，导致内膜的损伤，当动脉夹层形成后，高血压还会加速动脉中膜的撕脱速度。

另外，高龄、动脉粥样硬化、主动脉炎性疾病、妊娠高血压、长期吸烟、大量饮酒，以及外力撞击伤和医源性损伤等，都有可能导致主动脉夹层的发生。

“医生，有时候我胸口会发生短暂的针刺样疼痛，会是主动脉夹层吗？”

当我们对疾病的种类和危害了解越多，相应的恐慌和担心也会越来越多。特别是对某一种疾病似懂非懂时，更容易引起焦虑。这种现象在医学生刚开始实习时特别明显，当老

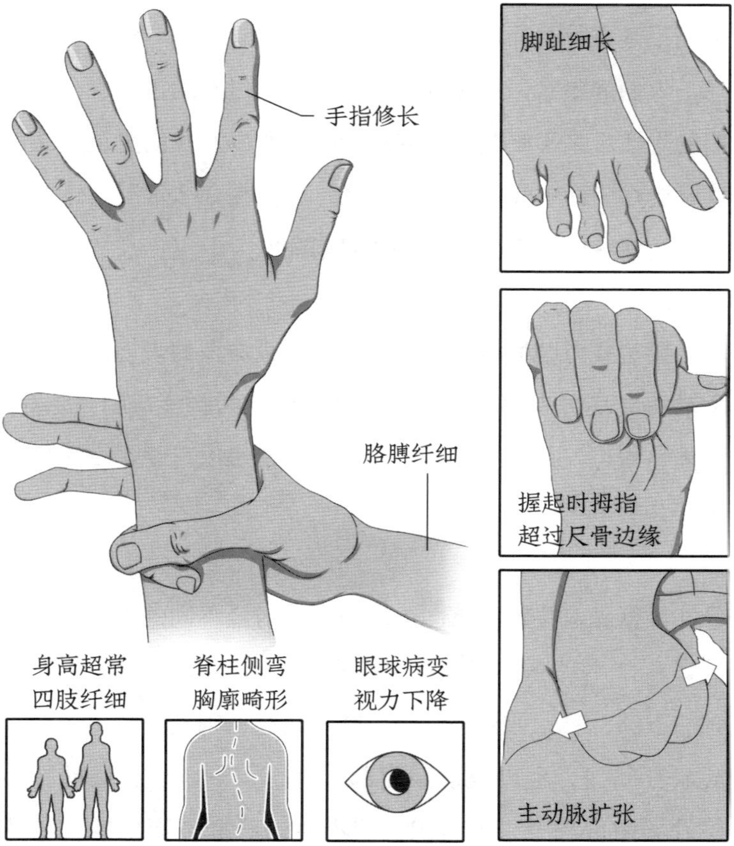

图 3-2　马方综合征的症状和体征示意图

马方综合征的症状和体征主要分为心血管体征和其他体征两类，心血管体征包括主动脉根部“大蒜头样”扩张，主动脉瓣关闭不全等。其他体征包括身高超长、四肢纤细、脊柱侧弯、胸廓畸形、眼球变形、视力下降等。

师讲到某个疾病，或同学们刚见到某种疾病时，总会怀疑自己是不是也得了某种疾病。

人们健康意识的提升是好事，但是过度的担心也会给我们的生活带来不必要的烦恼和困扰。所以，我们要正确认识并学会在生活中甄别疾病。那么，究竟在什么情况下，要把自己的症状和主动脉夹层联系起来呢？

撕裂或刀割样疼痛是主动脉夹层最典型的表现。大部分主动脉夹层患者的典型症状为突然发生的胸骨后剧烈疼痛，疼痛性质可以是撕裂样或刀割样，常常难以忍受，令人坐立不安。

根据破口位置的不同，疼痛可放射至不同的部位，如果破口在升主动脉，则大部分会引起前胸疼痛，也可放射至颈、下颌、喉；如果破口位于降主动脉，则大部分患者会引起肩胛间痛，也可放射至腹部、背部、下肢。在主动脉夹层进展的过程中，也会因夹层沿主动脉撕裂而出现转移性疼痛。

其他症状也可能会伴随出现：

突发四肢血压不等。主动脉夹层患者大多数都会出现血压升高，四肢血压异常；由于假腔存在，真腔受压迫，往往会影响远端的血液供应，受累部位血压也会有所下降，因此会出现四肢血压不等的现象。若患者同时伴随肢体寒凉、动脉搏动微弱，间歇性疼痛（间歇跛行），可能提示存在血管痉挛、狭窄或闭塞。怀疑主动脉夹层时，患者一般应到医院常规测四肢血压。

心脏症状。心脏是 Stanford A 型主动脉夹层最常累及的器官，可导致心脏正常解剖结构破坏或心脏活动受限从而引起相关症状。夹层可引起主动脉瓣关闭不全，重者可导致心脏负担加重，进而导致心力衰竭。当累及冠状动脉开口时可导致心肌梗死、恶性心律失常，患者可表现为典型的冠状动脉综合征，如胸痛、呼吸困难，心电图异常等（图 3-3）。夹层破裂导致血液渗入心包可引起心包积液、心脏压塞。短时间内产生大量心包积液，可因心脏压塞而引起心脏停搏。

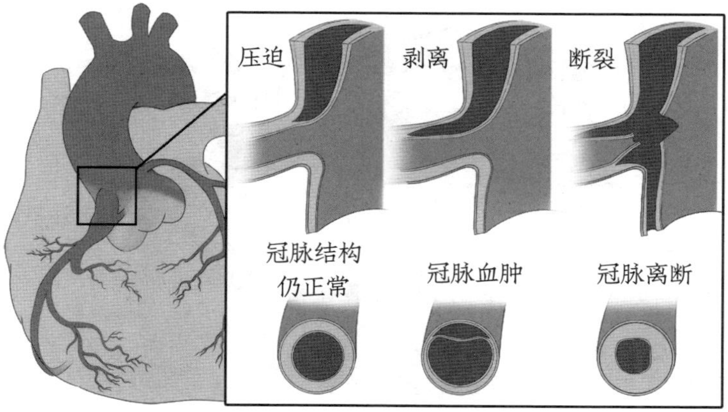

图 3-3　主动脉夹层累及冠状动脉开口的不同病变类型及冠状动脉状态示意图

主动脉夹层累及冠状动脉开口，根据冠状动脉开口受累的严重程度，可导致心肌缺血或心肌梗死。

其他脏器灌注不良。主动脉夹层累及主动脉的重要分支血管可导致相应的器官灌注不良（图 3-4）。累及头臂干或左颈总动脉，患者会出现晕厥、意识障碍等中枢神经系统症状；累及一侧或双侧肾动脉可有血尿、少尿、严重高血压或者肾功能衰竭；累及腹腔干等供应腹腔脏器的血管可有胃肠道症状，表现为腹痛、恶心、呕吐等；累及神经系统供血动脉可出现神志淡漠、嗜睡、偏瘫等症状。

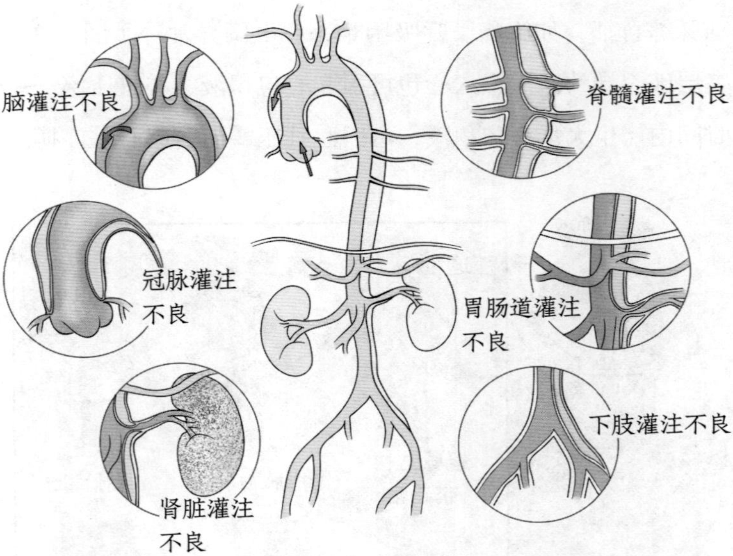

图 3-4　主动脉夹层导致脏器灌注不良

主动脉夹层依据夹层所累及部位的不同，可能导致心脏、脑、脊髓、胃肠道、肾脏，以及下肢等脏器灌注不良，进而出现相应症状。

压迫症状：夹层压迫颈交感神经节常出现霍纳综合征（又叫颈交感神经节麻痹综合征，是一组综合征表现，主要表现为瞳孔缩小、眼球内陷、眼睑下垂以及同侧面部少汗）；夹层血肿压迫食管时，可能会出现吞咽困难；压迫左侧喉返神经出现声音嘶哑；若夹层向下延伸至第 2 腰椎水平，可累及脊髓前动脉，出现截瘫、大小便失禁等。

4. 及时准确的诊断是救命的关键

主动脉夹层的病死率极高，如果不能得到及时诊治，患者发病 48 小时内的病死率以每小时 1% 的速度增加，一周时可达到 70%。所以，疑似主动脉夹层患者来到急诊后，临床经验丰富的接诊医师会根据患者的症状及体征，做出相应的判断。及时的辅助检查能够帮助医生快速确诊病情，争分夺秒开展救治工作。

急诊床旁超声检查——第一时间提供可靠情报！超声检查是一种无创、便捷且价格低廉的检查方式，同时作为可移动设备，还可以进行急诊床旁检查，这对于主动脉夹层患者的诊治是极为重要的！床旁检查避免了患者多次搬动引起的主动脉夹层加重。

心脏超声检查能提供主动脉根部、主动脉瓣、心包及心功能情况，血管超声则能够观察主动脉夹层真、假腔和内膜片等状况以及病变远端脏器的供血情况。

CT 血管成像（CTA）能准确显示主动脉真、假腔的大小，使之成为主动脉夹层患者确诊及长期随访的首选检查。

诊断主动脉夹层的可靠特征是真、假腔夹层内膜片的出现，但 CTA 检查主要缺陷是造影剂的副作用及主动脉搏动产生的伪影干扰。

心电图检查，当主动脉夹层累及冠状动脉时，可出现急性心肌缺血和急性心肌梗死的 T 波、S-T 段改变，甚至会出现病理性 Q 波。有时夹层可能会逆行累及房室间隔，造成房室传导阻滞等心律失常表现。

患者一旦确诊为主动脉夹层，则要保持绝对卧床休息、密切监测生命体征，吸氧、建立静脉通道，监测患者四肢血压情况。同时采取以下方式进行治疗。

药物治疗的原则是有效镇痛、控制心率和血压，降低主动脉破裂的风险。首选强效阿片类药物用于镇痛，这类药物不仅能缓解剧痛，也有助于减轻交感神经兴奋导致的血压和心率升高。心率控制是治疗的关键支柱，首选静脉 β 受体阻滞剂，其通过降低心率和心肌收缩力，直接减少每次心脏搏动血液对主动脉壁的冲击。若单用 β 受体阻滞剂后血压仍未达标，必须立即联用静脉血管扩张剂，硝普钠起效迅速需密切监测。两者联用可能更利于平稳降压。治疗目标是将收缩压快速降至 100~120 mmHg、心率维持 60~80 次/分。整个降压过程必须严格监测心、脑、肾等重要脏器灌注情况，避免出现少尿、意识改变、胸痛加剧等提示脏器缺血的症状，确保在有效降低主动脉壁张力的同时维持终末器官的基本血流供应。

手术治疗包括外科手术及介入治疗。主要方式有主动脉腔内修复术、升主动脉及半弓置换、升主动脉和全主动脉弓置换、支架“象鼻”手术、降主动脉人工血管移植术等。

主动脉夹层的分型决定着不同的治疗方案和预后。我们知道人的血型分 A 型、B 型、AB 型和 O 型，那么临床大夫口中常常提到的 A 型或 B 型夹层也是根据血型来区分的吗？

当然不是！主动脉夹层的分型主要是依靠夹层的起源部位和累及范围来区分，而不同分型的夹层治疗方案和预后也存在差别。

目前临床中较为实用的主动脉夹层分型是Stanford分型，依据是否累及升主动脉分为 A 型和 B 型（图 3-5）。

Stanford A 型：破口位于升主动脉，远端仅累及升主动脉或累及整个主动脉。Stanford A 型主动脉夹层一经确诊原则上均应积极外科手术治疗。

Stanford B 型：病变局限于左锁骨下动脉开口以远的降主动脉，对于稳定的患者，可先进行内科最优化治疗，一旦病情加重，则应积极开放手术或采用腔内治疗，也就是常说的胸主动脉瘤腔内修复术（TEVAR 手术）或腹主动脉瘤

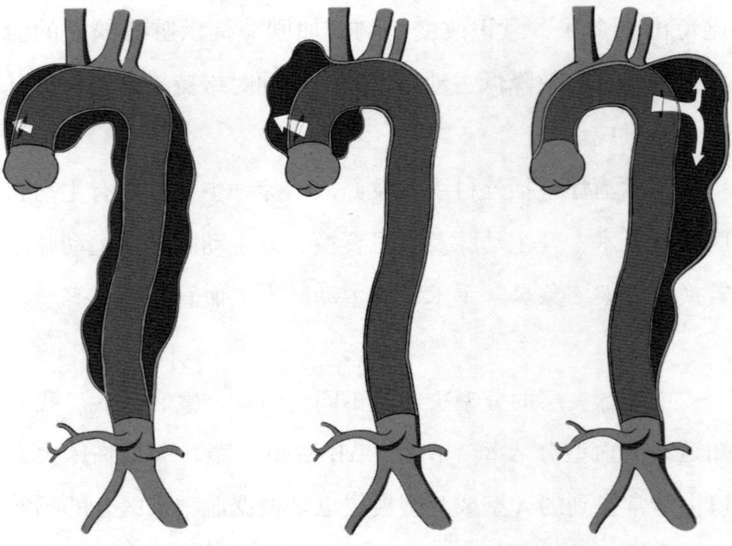

图 3-5　主动脉夹层的 Stanford 分型

腔内修复术（EVAR 手术）。

很多患者认为做手术是一劳永逸的，只要手术成功，疾病自然就治愈了。然而实际上，术后正确的康复、基础疾病的控制以及良好生活方式的保持才是更加重要的。人的身体就好像一辆汽车，故障的解除固然重要，但日常的保养才能让车辆运行得更平稳和长久。

主动脉夹层术后，首先要监测血压，避免血压波动。保持稳定的血压是非常重要的，高血压患者应规律服用降压药，因为血压升高或忽高忽低，有可能会再次导致主动脉夹层或主动脉夹层破裂。然后，要注意避免情绪波动，防止便秘，因为这些情况都有可能会引起血压的波动，后者是主动脉夹层再发或破裂的危险因素。接着，在饮食方面，要注意低脂低盐饮食，适量蔬菜水果，少吃油腻的食物，这样能够降低血压，并起到润肠通便的作用。最后，平时运动主要以慢走、散步、打太极拳等舒缓运动为主，尽量避免剧烈运动。

同样，预防主动脉夹层的关键也是降低患者的血压，并使之维持在一个正常的、相对稳定的水平。

熬夜、劳累、暴饮暴食及大量饮酒等情况，常常可能导致一系列心血管疾病的发生，尤其是胸背部撕裂样疼痛表现者，应警惕主动脉夹层等心血管急症。当然，对于休息后可以缓解的劳力性胸痛，应注意与心肌梗死进行鉴别。早期的诊断与及时治疗，是挽救主动脉夹层患者生命的唯一有效方法。

有高血压病史的中老年人若突然出现了胸背部撕裂样痛和血压的异常波动，或在胸、腹、背部剧痛后出现大咯血、呕血和便血，应考虑发生主动脉夹层的可能，如同时还伴有休克、气促、恶心、腰痛等症状，则应立即前往医院检查。

第四章

没有破口的“夹层”

——主动脉壁内血肿

主动脉血管壁内部滋养血管破裂，血液渗入动脉中层形成血肿，虽主动脉血管壁无破口，但同样致命。

1. 胸痛疑云

深夜的急诊科灯火通明，刺鼻的消毒水味混合着仪器的嗡鸣声，勾勒出紧张的氛围。救护车的红蓝灯光划破夜色，退休三年的李大爷被家属搀扶着送了进来。他面色惨白，额头冷汗涔涔，双手死死按着上腹部和后腰背，断断续续地呻吟，喊着疼。

接诊的年轻医生张医生刚工作三年，这是他第一次独立值急诊夜班。他迅速询问病史：李大爷有多年高血压、冠心病和糖尿病史，退休后情绪低落，常漏服降压药，血压波动剧烈。当晚因饮酒后与家人争执，突发剧烈疼痛。“难道是急性心梗（心肌梗死）？”张医生心头一紧，立即安排心电图和心肌酶学检查。然而，结果却出乎意料——心电图未见明显 S–T 段抬高，心肌酶谱也未见异常。

“症状和病史都指向心脏问题，但检查不支持。”张医生眉头紧锁，犹豫是否按常规给予抗血小板药物。这时，急诊科宋主任恰巧路过，瞥见李大爷蜷缩在床上的模样，快步上前询问情况。宋主任年近五十，鬓角微白，眉宇间透着沉稳。他俯身检查患者腹部，触诊时李大爷猛然倒吸一口冷气。“疼痛呈撕裂样，范围从胸腹延伸至后背，血压飙到 180/110 mmHg。”宋主任沉声道，“先别急着抗血小板，马上安排心脏超声和胸腹主动脉 CT 成像！”

检查室内，超声探头在李大爷胸口来回滑动，屏幕上的心脏结构清晰可见——心室壁运动正常，瓣膜开合有序，未见明显异常。张医生松了口气，但宋主任的神色却愈发凝重：“疼痛根源未必在心脏。”他转身指向刚传回的CT影像图：降主动脉管壁增厚，内膜下可见新月形高密度影，宛如一道暗流在血管壁内悄然蔓延。“是主动脉壁内血肿。”宋主任的声音低沉却笃定。

“可这症状和主动脉夹层太像了”，张医生有些困惑。宋主任点点头，指尖轻点屏幕：“确实，但主动脉壁内血肿没有内膜撕裂口，也没有真假腔血流。这类患者往往有长期高血压，血管壁脆弱，一旦情绪激动或血压骤升，主动脉自身滋养血管破裂，血液就会渗入动脉中层形成血肿。如果误诊为心肌梗死而使用抗凝药，可能引发血肿扩大甚至主动脉破裂！”

张医生后背渗出一层冷汗。他回想起教科书上的描述：急性主动脉综合征中，主动脉壁内血肿占比约10%~30%，因症状隐匿、影像学特征不典型，极易被漏诊。若非宋主任敏锐判断，后果不堪设想。

医疗团队迅速制订方案：严格控制血压、镇痛、绝对卧床。监护仪上，李大爷的血压逐渐回落至安全范围，疼痛也稍有缓解。三天后复查CT血管成像，血肿范围未再扩大，医护们悬着的心终于落地。

出院前，李大爷的儿子紧握宋主任的手连声道谢。张医生站在一旁，心中感慨万千——那一夜，他深刻体会到，医学不仅是数据的堆砌，更是经验的沉淀与思维的博弈。那些看似寻常的症状背后，或许正蛰伏着致命的危机。

2. 主动脉壁内血肿是没有破口的“夹层”

由于主动脉壁内血肿的大部分数据来自病例报告或小型回顾性研究，因此医学史上对主动脉壁内血肿自然历史的了解十分有限，在相当长的一段时间内主动脉壁内血肿一直被认为是主动脉夹层的一种特殊类型。

1920 年，Krukenberg 首先对主动脉壁内血肿进行了描述，并将其称之“无内膜撕裂的主动脉夹层”，因此过去主动脉壁内血肿又被学者们称之为“不典型夹层”，但这一理论并没有被完全接受。Hirst 等人回顾了 1933—1954 年 505 例主动脉夹层尸检病例，发现其中主动脉壁内血肿的发生率为 4%。1982 年，一项尸检研究指出，被诊断为主动脉夹层的患者中有 13% 患有主动脉壁内血肿。1983—1992 年，Robbins 等人对 13 名主动脉壁内血肿患者（最初诊断为急性主动脉夹层而住院）进行了鉴别诊断与治疗，认为主动脉壁内血肿是一个完全独立的病理实体，不能与主动脉夹层相混淆，主动脉壁内血肿的诊断标准亦逐渐建立起来。1995 年，Kodolitsch 等人发现在 1983—1993 年期间，临床怀疑主动脉夹层的 360 名患者中，25 名患者不具备主动脉夹层医学影像学特征，无夹层相应的内膜片以及明确的内膜撕裂破口，并通过外科手术或尸检证实为主动脉壁内血肿。

那么主动脉壁内血肿究竟是一种什么样的疾病呢？为何医生会将其诊断为主动脉夹层？

根据急性主动脉夹层国际注册研究中心（IRAD）对主动脉壁内血肿的定义，血肿形成于主动脉壁内，并且在医学影像学上无明确的主动脉夹层内膜片，无明显的内膜撕裂破口，是位于主动脉管壁中层偏外部的局限性血肿（图 4-1）。但大约有 33% 的主动脉壁内血肿会进展成为典型的主动脉

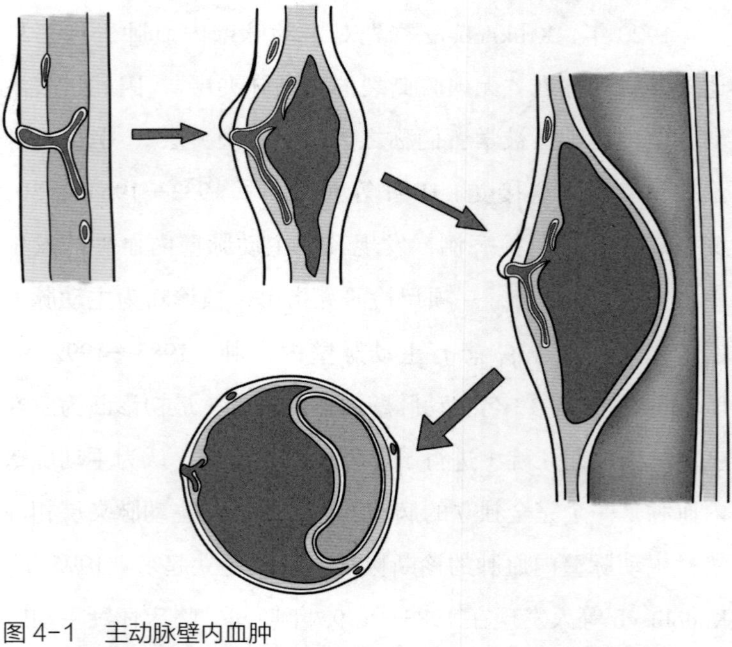

图 4-1　主动脉壁内血肿

滋养主动脉中膜的血管破裂形成环形或新月形血肿。

夹层，因此，主动脉壁内血肿通常认为是主动脉夹层的早期状态或先兆。这也是为何起初医生遇到主动脉壁内血肿的患者时会与主动脉夹层混淆的原因。

根据文献报道和临床实践，主动脉壁内血肿的发生可以是由管壁滋养血管破裂所致，也常继发于硬化斑块破裂或主动脉溃疡等。

滋养主动脉中膜的血管破裂形成血肿：主动脉中层囊性坏死（如马方综合征）以及血管壁应力、脆弱血管、高血压和炎症等综合作用导致血管壁内滋养血管自发破裂，血液溢出至外层靠近外膜的部分形成封闭型的主动脉壁内血肿，经各种影像学检查或手术证实没有内膜裂口或溃疡与主动脉管腔相通（图 4–2）。与主动脉夹层相比，这种类型的血肿更靠近血管壁的外膜部分，血肿外的血管壁组织厚度更薄，破裂的风险更高。

动脉粥样硬化斑块破裂：对于存在动脉粥样硬化的患者，随着粥样斑块的不断增大，斑块内部的滋养血管很容易破裂导致斑块内出血的发生，当斑块内出血不断增加，就会导致局部动脉管壁内血肿的形成。

其他因素：如高血压、胸部钝击伤和巨细胞性动脉炎也是主动脉壁内血肿可能的原因，而糖尿病、妊娠、大量连续吸烟史或腹主动脉疾病等也可见于主动脉壁内血肿的病人患者。

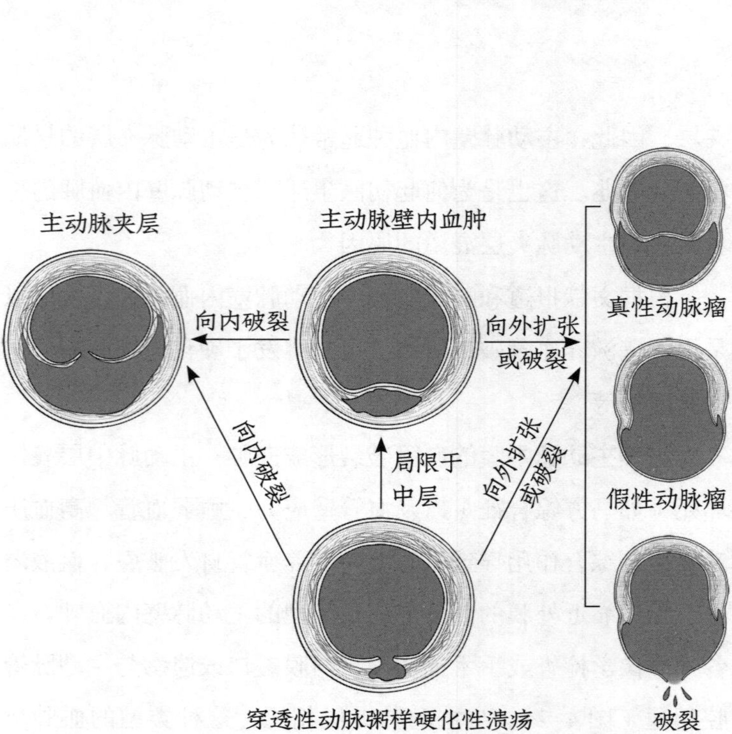

图 4-2　主动脉壁内血肿的形成及转归关系图

3. 急性主动脉综合征

主动脉是人体内输送血液的主要管道，其管壁由多层组织构成，厚而坚韧。为了保持血管壁本身的活力，管壁内有一套较细小的滋养血管网络穿行其中，负责为主动脉的中膜和外膜输送氧气和营养物质。一旦这些滋养血管因为高血压、动脉粥样硬化或血管壁本身的病变（如中膜囊性坏死）而破裂，血液就会渗入主动脉壁中膜内。而主动脉腔内的收缩压多在 100 mmHg 以上。所以，这些渗出的血液不可能通过滋养血管的微小破口倒流回去，也不可能穿透密集的中膜组织向外扩散或重吸收。血液只能被迫在主动脉中膜内蔓延、堆积，从而形成壁内血肿，这实际上是主动脉壁结构内部的局限性出血和肿胀。由于主动脉腔内的高压力以及血流对血管壁的持续冲击，主动脉壁内血肿处于一种极不稳定的状态，可能会向着两种极其危险的方向迅速演化（图 4–2）。

一种是向内部撕裂形成主动脉夹层：主动脉腔内的血流不断地冲击着包裹血肿的内膜，而这层内膜往往比较薄。最终，压力会将内膜这层屏障撕裂，形成一个破口。一旦内膜破口形成，主动脉腔内的血液便会汹涌冲入血肿区域，将其彻底贯通，形成一个与真腔（也就是真正的血管腔，用于血液正常流通）并行的、血流持续灌注的假腔。此时，经典的主动脉夹层出现了。假腔的不断扩大，会压迫真腔，影响重要脏器的血流灌注。患者的病情急转直下，会出现剧烈的胸背痛、脏器缺血甚至休克等危重表现。

另一种是向外部破裂形成主动脉穿孔：壁内血肿在持续的压力作用下，不断向主动脉壁的最外层，即外膜膨胀。外膜是主动脉抵御破裂的最后防线。一旦外膜破裂。主动脉腔内的血液便会瞬间通过外膜破口喷射到外膜外的纵隔或心包腔，形成急性纵隔血肿或心脏压塞（血液积聚在心包内压迫心脏）。这种致命性的出血，会使多数患者在短时间内（数分钟到数小时内）因失血性休克或心脏压塞导致的心脏停搏而死亡，死亡率极高。

既往的研究已经证实，急性主动脉壁内血肿会在短时间内（24~72 小时）进展为完全性的主动脉夹层或外膜破裂。所以在临床上，对于主动脉壁内血肿的诊断必须有高度的警惕性，一旦诊断，必须视为高危急症，严密监测、积极干预，以阻止其向灾难性结局发展。

在临床上，为了快速调动资源应对各种主动脉的急症，医生将主动脉壁内血肿与主动脉夹层、主动脉穿透性动脉粥样硬化性溃疡归拢在一起，称为急性主动脉综合征。

主动脉壁内血肿是急性主动脉综合征的一个重要类型，约占急性主动脉综合征病例的 10%~20%。主动脉壁内血肿的好发年龄在 60 多岁，并且有明显的老年化倾向。高血压是其主要发病因素之一，70%~90% 的患者有不同程度的高血压病史，且高血压控制不良的患者发生壁内血肿的危险性明显增高。

另外，主动脉壁内血肿的发病具有一定的地域性，东亚地区（如日本、韩国、中国）报告的主动脉壁内血肿发病率相对高于欧美，可能与该地区人群高血压总患病率及控制水平有关。此外，该疾病的发病还呈现出季节性规律，即在冬季发病率呈升高趋势，可能与寒冷季节低温使血管收缩，易致血压波动有关。

遗传性主动脉壁内血肿的易感人群没有特殊的种族或地

理分布特点，其特征取决于基础血管病变或危险因素的存在。除未控制高血压患者外，广泛的动脉粥样硬化，使血管壁处于易损状态，发生壁内血肿的风险极高。高龄是独立的危险因素，与血管壁弹力纤维退行性变有关。吸烟通过促进内膜损伤和炎症反应导致发病风险明显增高。结缔组织遗传性疾病，如马方综合征、勒斯–迪茨综合征等，由于其先天中膜结构异常，因此主动脉壁内血肿的发生率明显高于正常人群。男性发病率约为女性的2~3倍，可能与性别间激素水平的差异和生活方式、高血压暴露程度的差异有关。此外，既往接受过主动脉腔内操作或者心脏外科手术的患者，若有医源性血管损伤也可导致继发性主动脉壁内血肿。

主动脉壁内血肿最具临床意义和特点的表现是剧烈的疼痛，它出现最早，最为普遍，几乎见于所有患者。疼痛部位主要集中于胸前区或后背，部分患者表现为腹痛，极个别患者无任何症状。疼痛性质多种多样，锐性切割样痛、撕裂样痛或者呈持续性钝痛，不同患者对疼痛的描述差别非常大。主动脉壁内血肿疼痛的另一个重要特点是转移性或扩展性，即从一个最初发病部位（如胸前区）逐渐延伸到后背、腹部和下肢。还有一种更为危险的表现形式，疼痛经过最初剧烈疼痛阶段之后，部分患者会出现一个“无痛期”，可持续数小时到数天，无痛期之后患者的疼痛再次发作。这是一个非常不好的征兆，几乎强烈提示着血肿即将破裂或者已经出现了渗漏，病情急剧恶化的可能性极高。

除疼痛以外，某些伴随症状也应重视，如晕厥提示心脏压塞或脑灌注突然减少；呼吸困难提示大量胸腔积液或急性心衰；声音嘶哑提示喉返神经受压；腹痛、便血提示腹腔内脏缺血。顽固性高血压或低血压、休克也应重视；四肢脉搏不对称或缺失具有重要诊断价值；主动脉瓣区新发舒张期杂音提示根部扩张致瓣膜关闭不全；神经系统体征（如下肢无力、感觉异常）提示脊髓缺血。

鉴于主动脉壁内血肿的临床过程极其凶险，进展为灾难性出血、组织器官破裂的风险极高。因此对于不明原因突发剧烈胸、背痛（尤以转移性特点为主）、腹痛合并高血压、动脉粥样硬化等危险因素的患者，必须将主动脉壁内血肿等急性主动脉综合征置于首要鉴别诊断地位。此时绝对禁忌盲目应用强效抗凝溶栓药物。最核心的处理方式是在严密监护下（首要任务是迅速控制血压和心率并慎用镇痛）立即将患者转运至具备高级影像诊断能力（如 CT 血管成像、经食管超声心动图）和心胸血管外科的医疗中心。时间窗口极其重要，任何延误都会大幅增加主动脉破裂致死的风险。

4. 影像之眼：捕捉主动脉壁内血肿的无声危机

早期精确诊断主动脉壁内血肿对预后的改善至关重要，而主动脉壁内血肿的诊断主要依靠影像学检查。

CT 血管成像（CTA）是临床筛查及诊断主动脉壁内血肿首选的检查方法。短短几秒内的快速扫描，可以清晰显示主动脉的全貌。在图像上，主动脉壁内血肿表现为新月形或环形增厚的主动脉壁，造影剂注射后，主动脉壁内血肿的增厚区不过敏，即不着色，与血管腔内的造影剂清晰区分。CTA 具有多平面重建、三维扫描能力，可以从各个角度观察血肿的范围、厚度，是否压迫真腔，是否侵犯供应大脑、肾脏或肠道的分支血管开口，为选择紧急手术或药物保守治疗提供依据。

当患者对碘造影剂过敏或严重肾功能不全时，磁共振成像（MRI）成为诊断主动脉壁内血肿的重要方法。MRI 具有多序列成像的特点，其中以 T1 加权像高信号特征对判断血肿的“新鲜”程度（急性期或是慢性期）较为敏感。MRI 无辐射，在需要多次复查评估血肿吸收、稳定、进展或演变为典型夹层的检查中有优势，其缺点是检查时间长，在争分夺秒的急诊应用很少。

当患者病情极端危重、无法移动时，床边经食管超声心动图（TEE）可大显身手。将超声探头经口放入食管，紧邻心脏和大血管，可以显示胸主动脉（尤其是升主动脉和主动脉弓）管壁回声。主动脉壁内血肿在超声下表现为均匀增厚的主动脉壁，且缺乏血流信号。

血管内超声（IVUS）能提供高分辨率的主动脉壁各层图像，准确测量血肿厚度，但因需介入操作，主要用于特定复杂病例或腔内手术中的精细指导。

医生可根据影像学检查提供的血肿的部位、范围、厚度、有无溃疡样突起或渗漏、器官灌注、变化趋势等，结合病情凶险程度综合判断：是需要使用药物严密控制血压、心率并定期影像随访，还是需要与时间赛跑，积极开放手术或微创的主动脉腔内修复术，以制订个性化治疗方案。

5. 同样的血肿，不同的命运

43 岁的张先生因“突发胸背部疼痛 20 小时”就诊于当地医院，行主动脉 CTA 提示为“Stanford B 型主动脉壁内血肿”，随后急诊转至我所在医院的心血管外科。入院后，我查看影像资料发现，患者左锁骨下动脉远端、胸主动脉动脉壁呈新月形及环形增厚，内缘光滑，未见明显血流灌注，诊断为 B 型主动脉壁内血肿，可先行观察。医护团队随后给予控制血压、心率、镇痛等对症治疗后，等待观察，定期复查主动脉 CTA。3 天后，复查 CTA 发现患者张先生血肿明显，并未完全吸收，继续给予控制血压、心率、卧床休息等对症治疗。8 天后复查主动脉 CTA 显示血肿已明显吸收，于是继续对症治疗。15 天后复查主动脉 CTA 显示，主动脉血肿基本已完全吸收，左锁骨下动脉远端可见一 8 毫米左右溃疡，暂不需手术处理。随后，主管医生叮嘱张先生出院后严格控制血压，避免情绪激动及剧烈运动，三个月后复查CTA，如有任何不适需及时到医院就诊。

无独有偶，张先生住院期间，68岁的王先生因“突发胸痛8小时”急诊入院。入院8小时前，王先生在正常走路时突然无明显诱因出现头晕、乏力，伴胸背部闷痛，随即后仰摔倒，头枕部着地。旁边的路人立即拨打了120急救电话，将王先生送到医院。在急诊做胸部CT显示升主动脉钙化内膜向内移位，考虑主动脉夹层；进一步做主动脉CTA，结果提示Stanford A型主动脉壁内血肿。考虑到疾病凶险，医院为患者紧急开通“绿色通道”，并请神经外科、心外科、血管外科联合会诊。会诊专家认为，主动脉壁内血肿明确，考虑到患者既往高血压、糖尿病病史，头颅枕部可见皮肤擦伤及皮下血肿，担心主动脉壁内血肿进展为主动脉夹层，于是开展急诊手术，术后患者康复出院。

同样是身患主动脉壁内血肿，两名患者的治疗过程却大相径庭。

Stanford A型主动脉壁内血肿：血肿累及升主动脉。升主动脉紧邻心脏出口，经受着心脏搏动产生的最大血流的冲击。一旦该区域出现问题，风险极高。壁内血肿极易转化为主动脉夹层、导致主动脉瓣膜功能异常、心脏压塞、破裂。Stanford A型主动脉壁内血肿被视为心血管急症中的急症。

Stanford B 型主动脉壁内血肿：血肿仅累及降主动脉。虽然同样凶险，但由于远离心脏泵血的核心区域，且降主动脉本身所承担的压力低于升主动脉，其急性期风险相对略低于 Stanford A 型主动脉壁内血肿。

分型决定命运，治疗大相径庭。

对于 Stanford A 型主动脉壁内血肿，时间就是生命。既往研究显示，Stanford A 型主动脉壁内血肿进展为主动脉夹层或破裂的风险在急性期（尤其是最初 48 小时内）非常高。急诊外科手术是挽救生命的唯一有效途径。急诊手术的目标是积极切除含血肿的病变升主动脉段，换成人工血管，修复或替换可能被损伤的主动脉瓣膜或冠状动脉开口。手术方式通常为开胸手术（比如 Bentall 手术、David 手术或升主动脉置换术等），这是解除这颗系在心脏旁的“炸弹”的必需手段。

而 Stanford B 型主动脉壁内血肿，采取的则是比较宽松但严密的“控制观察”的方法。首要治疗策略是严格控制血压、心率。静脉泵入强效降压药（硝普钠等）和控制心率的药物（艾司洛尔等），力争在最短时间内使收缩压降低到 100~120 mmHg，心率控制在每分钟 60 次左右。这样可以使主动脉壁承受的应力最小，给血肿一个被吸收、机化、稳定的机会。疼痛会引发交感神经兴奋和血压飙升，因此强效镇痛也是必不可少。在此期间，患者需要绝对卧床，避免任何可能增加胸腔或腹腔压力的动作（如用力排便、剧烈咳嗽）。

Stanford B 型主动脉壁内血肿的患者需要持续密切的监测有关指标变化。如果出现以下警示信号：血肿范围扩大、主动脉直径进行性变粗、出现溃疡样病变、胸腔或心包积液变多、患者症状反复甚至加重，则意味着病情不稳定或恶化。此时，需要进行微创的腔内修复术。经股动脉路径放入覆膜支架，精准覆盖病变的主动脉段，即在血管腔内制造一个血流通道，隔绝血肿区域，从而预防并发症。有研究发现，复杂的 Stanford B 型主动脉壁内血肿早期进行 TEVAR 治疗，可显著改善预后。

无论是 A 型经手术之后进入了康复期，还是 B 型经药物或 TEVAR 治疗后进入了稳定阶段，血压和心率的控制都是患者终生的任务。这需要患者规律的服药、戒烟限酒、控制体重、健康饮食、适量运动。定期（每 6~12 个月）复查主动脉影像。

主动脉壁内血肿没有主动脉夹层那么广为人知，但其危险程度却同样致命。从急诊室的快速识别到精准的 Stanford 分型判断，再到分型带来的不同治疗策略，构成了对抗这个“沉默的杀手”的完整防线。深刻理解“分型决定治疗”这句核心原则，对实现医生的精准治疗、患者的最佳获益都至关重要。早期识别、早分型、早干预，守护生命主动脉！

第五章

溃疡也致命

——主动脉穿透性动脉粥样硬化性溃疡

主动脉壁上的斑块悄然破溃，血管壁如墙皮剥落般形成溃疡，悄悄向深处蔓延。

1. 溃疡差点要了老王的命

说到溃疡，我们一般会联想到疼痛难忍的口腔溃疡，令人消瘦和寝食难安的消化道溃疡（包括胃溃疡和十二指肠溃疡），这些溃疡类疾病在生活中十分常见。虽然消化道溃疡大出血和胃肠道穿孔也很危险，但这些并发症在生活水平逐日提高的现今已较为少见，且只要治疗及时，一般不至于危及生命。

然而今天我们要认识的这类溃疡，主动脉穿透性动脉粥样硬化性溃疡（PAU），却差点要了一位老人的命。

64 岁的老王是医院的老病号了，有 20 年的高血压、15 年的糖尿病和高脂血症病史，尽管医生曾经多次告诫他不能吸烟，但是拥有四十年烟龄的他怎么可能说戒就戒？只要家人不注意，他还是会偷偷拿出藏起的烟吸上几口。这天，他和家人又因为吸烟的事吵了起来，吵完不久他就感觉胸口疼痛不适，还在气头上的老王没太在意。没想到了晚上胸口的疼痛越来越明显，还伴有呼吸困难和出冷汗，老王担心是不是心脏出了问题，一家人急忙将老王送到附近医院的急诊科就诊。

老王被家人推进急诊室时，他已经面色苍白，呼吸急促，冷汗浸透了衣襟。急诊医生迅速为他进行心电监护，初步检查排除了心肌梗死，但老王左侧胸腔积液的表现让医生警惕起来。胸腹部 CT 血管成像（CTA）的检查结果很快揭晓了病因——胸主动脉穿透性动脉粥样硬化性溃疡导致左侧胸腔积血，血液不断渗出已引发失血性休克。

心血管外科团队当机立断，连夜为老王实施急诊介入手术。通过股动脉穿刺，医生将覆膜支架精准送至溃疡破口处。支架展开的瞬间，造影显示渗血停止，血压逐渐回升。术后查房时，李医生指着 CTA 影像向老王解释："长期的高血压、糖尿病和高血脂，加上吸烟，让您的血管像老化的水管一样脆弱。血管内壁形成了大量硬化斑块，这次斑块破裂穿透主动脉外膜，就像水管爆裂，血液直接涌入胸腔。"老王躺在病床上，听着医生的分析，回想起自己多年来的生活习惯：降压药总吃吃停停，血糖控制马马虎虎，尤其四十年烟瘾始终戒不掉，家人劝诫时还常为此争执。李医生再次强调："支架只是暂时封住破口，若再抽烟、不控制'三高'，其他部位的血管也随时可能出问题。"老王望着自己布满针眼的手臂，沉默地点了点头。

康复期间，老王的表现让家人惊讶。曾经需要被反复催促服药的他，如今每天准时记录血压、血糖数据；餐盘里的油炸食品换成了蔬菜；最让家人意外的是，他主动交出了藏在家里的半包香烟。"当自己真正躺在手术台上命悬一线的时候才明白，侥幸心理害的是自己。"老王对来探病的邻居感慨道。

出院时，李医生翻看着老王的复查报告，各项指标已趋于稳定。"支架修复了血管，但真正的'维修工'是您自己。”医生指着报告上的数据说道。老王摸了摸口袋——那里曾经常年装着打火机，如今只剩下一盒戒烟口香糖。

在三个月后的随访中，老王的血管超声显示主动脉溃疡完全愈合，原本脆弱的血管壁因严格控糖、降压和戒烟，也趋于稳定。医院走廊里，他遇到正因心绞痛住院的老烟友，忍不住多说了两句：“别等血管‘爆了’才后悔，这烟啊，说戒就能戒。”

这场生死危机，成了老王人生的分水岭。而那张被捏皱的戒烟承诺书，始终贴在他床头，提醒着每一个清晨——健康从来容不得半分妥协。

2. 主动脉上也会长溃疡

主动脉穿透性动脉粥样硬化性溃疡（PAU）是一类发生在大动脉斑块上的溃疡，与主动脉夹层、主动脉壁内血肿统称为急性主动脉综合征。注意，是 PAU，不是网络用语 PUA（Pick-up Artist），后者指从精神上控制某人，并对其进行言语或行为打击，使其失去信心，从而言听计从的行为。

1934 年 Shennan 在研究主动脉夹层动脉瘤时首次描述了主动脉穿透性动脉粥样硬化性溃疡，但在当时这一疾病概念的提出并没有引起大部分医生的注意，很多医生压根儿没当回事儿，它仍被归为典型的自发性主动脉夹层。直到 Stanson

医生遇到了两例患者才意识到可能真的存在 PAU 这类疾病。

第一位患者是一位 69 岁男性，有长期高血压和慢性氮质血症病史，一天下午该患者突然出现胸痛，于是紧急前往医院，医生高度怀疑主动脉夹层。检查时，右上肢血压为 202/196 mmHg，左上肢血压为 204/198 mmHg。颈静脉压正常，所有外周动脉搏动也正常。主动脉瓣功能正常。胸部 X 射线显示纵隔血管阴影增宽，心电图显示陈旧性下壁心肌梗死和左心室肥厚。行主动脉造影，结果显示整个主动脉弥漫性扩张。主动脉弓远端区域有 1~2 厘米厚的血肿，与降主动脉左后缘平行。但并没有发生像假性动脉瘤那样造影剂填充的现象，说明该血肿不是由动脉壁全层破裂出血导致的；也没有发现典型急性主动脉夹层那样的线样低密度结构（内膜片）。然而，在降主动脉的下段后壁上有一个约 5 毫米的穿透性溃疡。双侧肾动脉起始端均有重度动脉粥样硬化狭窄。当时有医生认为穿透性溃疡可能是导致血肿的原因，但这一观点最终未被采纳，患者被诊断为急性主动脉夹层，接受了相应的药物治疗。9 天后，尽管患者血压控制良好，但他再次出现背痛、胸痛，于是又进行主动脉造影检查。与之前的造影结果相比，降主动脉的动脉粥样硬化性溃疡变得更大了。于是医生用涤纶人工血管替换了降主动脉。患者术后恢复良好，无并发症发生。

另一名患者是一位有高血压病史的 72 岁的男性，自 1981 年起因胸主动脉瘤扩大而定期随访。由于患者拒绝手术治疗，他在门诊接受了一系列的 CT 检查。1982 年 1 月，胸部 CT 显示下胸主动脉有一个 6 厘米的梭状动脉瘤。1984 年 1 月，他开始出现持续性疼痛同时伴有贫血，但他仍然拒绝手术。1984 年 4 月，他因反复的背部疼痛而住院治疗。CT 显示主动脉内膜钙化外有软组织肿块。主动脉造影显示升主动脉全程扩张，胸降主动脉右壁有深部溃疡，并伴有壁内血肿。先前注意到的胸腔动脉瘤位于穿透性溃疡的尾部。手术中，除远端动脉瘤外，还发现了穿透性动脉粥样硬化性溃疡的局灶性穿孔，并伴有近端内壁血肿。同样用涤纶人工血管替换了降主动脉，几周后患者康复出院。

为了验证自己的猜测，Stanson 等人回顾分析了 1976—1984 年接受胸主动脉造影术的所有患者的病历资料，以确定是否存在 PAU。在此期间，共进行了 684 例胸主动脉造影，其中 16 例患者符合主动脉壁内膜穿透性溃疡。1986 年，Stanson 等人将 PAU 描述为一种临床和病理上独立病变，其特征是溃疡穿透动脉内弹力膜并侵入中膜，在主动脉壁上形成血肿。

自 1986 年以后，逐渐开始出现描述这种疾病影像学特征、预后管理的相关文章。但在临床工作中区分该类疾病仍十分困难，于是 2000 年 Hideyuki Hayashi 等人讨论并阐明了 PAU 的概念，以及它的病程、影像学表现、预后和处理，并对 PAU 的形成过程进行了较为详细的描述。

其实，这种疾病与人人皆知的动脉硬化斑块关系密切。

我们知道，当硬化斑块长在颈动脉时，不稳定斑块破裂、出血会引起远端脑血管的堵塞，也就是我们常说的“脑梗死”；同样的道理，长在主动脉的硬化斑块也会破裂形成溃疡，溃疡可穿透内弹力层并在动脉壁中层内形成血肿，血肿往往是局限的，或者只延伸数厘米，但不形成假腔，这就是我们所说的 PAU，简称主动脉穿透性溃疡（图 5–1）。

PAU 本质上是动脉粥样硬化斑块破裂穿透内弹力膜，导致中膜层直接暴露于血流冲击下的血管壁缺损。与单纯动脉粥样硬化斑块不同，PAU 核心病理特征表现为中膜层进行性退变：包括弹性纤维断裂、平滑肌细胞凋亡及黏液样基质

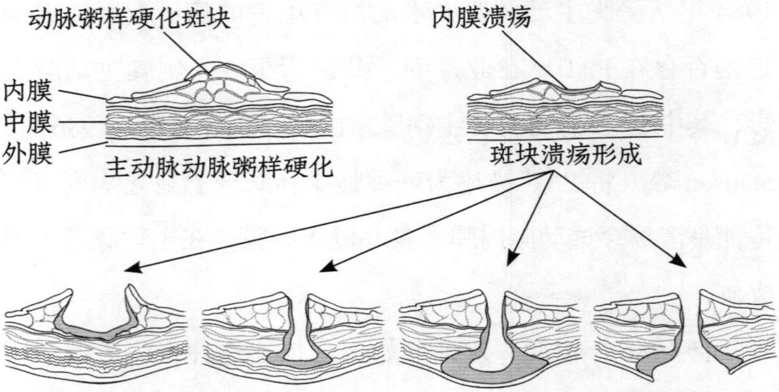

图 5–1　主动脉穿透性动脉粥样硬化性溃疡发病机制及病理演变图
溃疡可局限于内膜斑块，也可穿透内弹力层在中膜形成血肿，或穿透中膜达外膜从而形成囊状或梭形假性动脉瘤，溃疡也可穿透外膜导致主动脉破裂。

沉积，这些改变显著削弱了血管壁的抗张强度。更为关键的是，PAU 常触发滋养血管破裂，导致壁内微出血，激活基质金属蛋白酶（MMP-9）系统，加速细胞外基质降解，形成“溃疡进展-壁内血肿扩大-主动脉破裂”的恶性循环。

最新全球登记研究（EurAUR Registry 2024）揭示了 PAU 的现代流行病学特征：该疾病在 70 岁以上的老年人群中最为高发，占比超过八成。虽然男性患病的比例大约是女性的两倍，但由于女性患者的主动脉血管壁比男性更薄（约 1.2 毫米对比 1.5 毫米），结构相对更脆弱；同时，老年女性通常已失去雌激素对心血管系统的天然保护作用，因此，女性患者一旦发病预后将更为不好，其 30 天内的死亡率显著高于男性患者，达到约 23%。

PAU 约有四分之一的病例溃疡穿透中膜达外膜，形成囊状或梭形假性动脉瘤。8% 的病例溃疡穿透外膜而导致穿透性主动脉破裂。高血压作为 PAU 的核心危险因素，存在于 85% 以上患者中，当患者收缩压大于 160 mmHg 或血压波动超过 40 mmHg 时，PAU 年破裂风险会增加 3 倍。

从解剖分布看，约 62% 的 PAU 发生于降主动脉；升主动脉受累虽仅占 8%~15%，却具有更高的破裂风险（38% vs 12%）。这种差异主要源于升主动脉承受着更高的血流剪切应力及搏动应力。多中心研究证实，PAU 穿透深度大于 10 毫米或深度/宽度比（D/W）大于 0.5 的溃疡 1 年内进展为夹层或破裂的风险可达 32%。有症状的 PAU 发生破裂的风险甚至高于主动脉夹层的破裂风险，破裂率可达 40%。PAU 破裂的临床表现与主动脉夹层相似，表现为突然发作的剧烈胸痛，疼痛因累及的主动脉阶段的不同可辐射到颈部、背部或腹部。溃疡破裂存在导致患者死亡的风险。

曾有一位 70 岁的男性患者，因剑突下疼痛 8 小时于某日 16：00 到医院就诊。疼痛呈烧灼样，向后背部放射，伴胸闷，无胸痛，无恶心呕吐，无嗳气泛酸。患者自诉身体健康，否认高血压、糖尿病、冠心病等病史。入院时体检，患者血压正常，神志清楚，双肺呼吸音清晰，心音有力，律齐，未闻及杂音，双侧颈动脉、桡动脉及股动脉搏动正常。腹部查体正常，剑突下轻压痛，无反跳痛，腹部未闻及血管杂音。急诊心电图提示窦性心律，左前分支阻滞。患者以“腹痛待查”留急诊室观察，给予消炎、解痉治疗。当日 17：20，患者诉胸闷加重，脸色苍白，随即出现神志丧失，心跳呼吸骤停。经积极心肺复苏，持续抢救 45 分钟后，患者心跳呼吸仍未恢复，宣告临床死亡，死后尸体解剖发现系患者升主动脉粥样硬化伴斑块溃疡破裂穿透管壁，迅速导致急性大出血而死亡。与主动脉夹层和壁内血肿相比，穿透性主动脉溃疡并不常见，大多数发生于 56~79 岁（平均年龄 65 岁）的老年患者，尤其是合并高血压、糖尿病、长期吸烟史、全身动脉粥样硬化病变较严重的老年患者。本病临床诊断较为困难，患者常常因其他心脑血管疾病而就诊，大多数患者就诊时患有高血压。

3. “捕风捉影”追查溃疡

PAU 很难被发现。在评估 PAU 的风险时，患者是否有症状是一个非常重要的参考因素。研究数据显示，有症状的患者后续出现影像学上可见溃疡进展的比例高达 43%，远高于无症状患者 17% 的进展率。然而，PAU 的发病表现往往不够典型，其症状（如最常见的剧烈胸部疼痛）通常在溃疡形成后出现，进展过程也可能比较缓慢且个体差异很大。正因为这些特点，许多 PAU 患者并非因溃疡本身的典型表现就医，而是在因其他心脑血管疾病（如冠心病、脑卒中等）进行影像学检查时，才被意外发现和确诊的。

PAU 的临床症状主要有以下几个方面。

胸痛或背痛：这是最常见的症状之一。疼痛通常较为剧烈，呈撕裂样、刀割样或针刺样，可放射至肩背部、颈部或腹部。疼痛的产生主要是由于溃疡处的主动脉壁受到破坏，刺激了周围神经组织。如果溃疡位于胸主动脉，疼痛多集中在胸部；如果溃疡位于腹主动脉，则疼痛可能主要在背部。

腹痛：当溃疡累及腹主动脉及其分支时，可能会引起腹部疼痛。疼痛性质可为隐痛、胀痛或绞痛，有时可能伴有恶心、呕吐等消化系统症状。若溃疡影响到肠系膜上动脉等肠道血管，可能导致肠道缺血，进而引发腹痛。

高血压：许多患者在发病前就有高血压病史，而 PAU 的出现可能会进一步加重高血压。这是因为溃疡导致主动脉壁的结构和功能异常，影响了血压的调节。患者可能会出现血压突然升高、难以控制的情况，甚至可能发生高血压危象，表现为头痛、视力模糊、心悸、气促等症状。

头晕、晕厥：如果溃疡影响到主动脉弓部的血管，如头臂干、左颈总动脉、左锁骨下动脉等，可能会导致脑部供血不足，引起头晕、晕厥等症状。患者可能在突然改变体位、长时间站立或用力时出现这些症状，严重时可能会摔倒受伤。

肢体无力、麻木：当溃疡累及主动脉分支血管供应四肢的动脉时，可能会引起肢体缺血，表现为肢体无力、麻木、疼痛等症状。如果缺血严重，还可能导致肢体坏疽，需要截肢治疗。

呼吸困难：如果溃疡导致主动脉夹层形成，可能会压迫气管、支气管或肺组织，引起呼吸困难。患者可能会感到呼吸急促、胸闷、喘憋等症状，严重时可能会出现呼吸衰竭。

咯血：当溃疡穿透主动脉壁，累及肺动脉或支气管时，可能会引起咯血。咯血量可多可少，严重时可能会导致大咯血，危及生命。

胃肠道出血：如果溃疡累及腹主动脉分支中供应胃肠道的动脉时，可能会引起胃肠道出血。患者可能会出现呕血、黑便等症状，严重时可能会导致失血性休克。

总之，PAU 的临床症状复杂多样，缺乏特异性，容易与其他疾病相混淆。因此，如果出现上述症状，应及时就医，进行详细的检查和诊断，以便早期发现并尽早治疗。

曾有一位79岁的女性因劳力性呼吸困难和心悸症状持续两周到急诊就诊，在进行排除肺栓塞的检查时，意外发现患有降主动脉PAU。随后该患者入院接受血管外科会诊，考虑到患者年龄和溃疡进展不明显，于是采取药物治疗，控制血压，在呼吸困难的检查结果为阴性后出院。

PAU在动脉粥样硬化的基础上发生，常伴有广泛主动脉及其重要分支血管的动脉硬化，患者易合并脑卒中、冠心病和周围血管疾病。有研究显示，当溃疡大于7毫米时，脑卒中的发生率约为39%，而合并冠心病的概率为20%~40%。

PAU与典型主动脉夹层相比，发病率低，临床表现常不典型，有时诊断非常困难。想要了解PAU的影像学表现，首先需要知道其病理演变的基础（图5-2）。

PAU影像学检查主要表现为广泛的主动脉壁粥样硬化和突出于主动脉腔外的溃疡（或龛影），而没有内膜片和夹层。

常规的影像学检查包括经食管超声心动图（TEE）、CT血管成像（CTA）、磁共振成像（MRI），以及数字减影血管造影（DSA）等。

经食管超声心动图（TEE）在动态评估中发挥独特价值，尤其适用于肾功能不全患者。新型三维TEE可精确测量溃疡搏动幅度，>3毫米的收缩期扩张被证实与病变活动性密切相关。

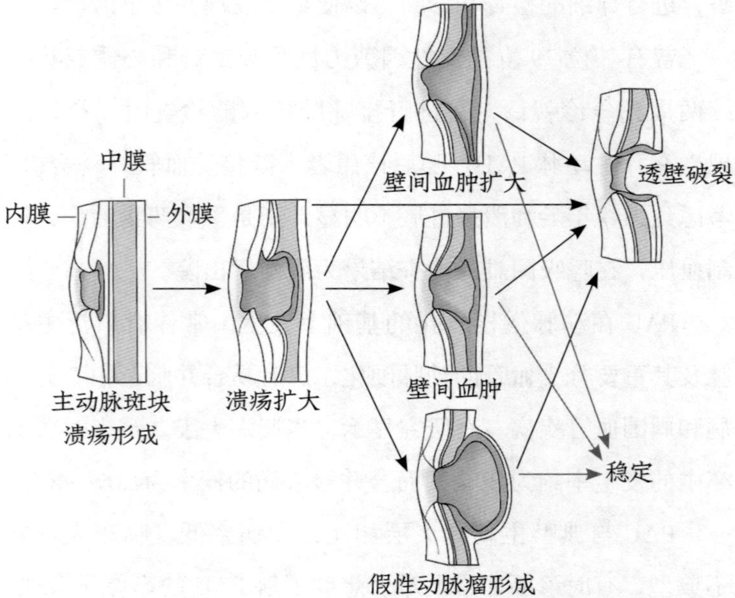

图 5-2　主动脉穿透性动脉粥样硬化性溃疡病理演变图

现代 PAU 诊断已超越单纯解剖学评估，进入功能与血流动力学量化时代。CTA 和 MRI 不仅可以提供三维血管图像，同时可以提供断层影像以显示血管壁结构和病变，是显示 PAU 最好的影像学诊断方法。

CTA 作为金标准，其三维重建参数具有重要预后价值：当溃疡深度 >10 毫米、D/W 比值 >0.5 时，1 年内破裂风险达 32%；若同时存在主动脉周围脂肪浸润征，特异性高达 95%。

MRI 对 PAU 的诊断能力与 CTA 相似，且 MRI 还可提供多序列图像以显示增厚的主动脉壁的特征性病理改变，包括主动脉硬化斑块、主动脉壁内血肿和附壁血栓等。MRI 还可显示 PAU 伴发血肿的病理过程，即区分新鲜血栓和陈旧性血栓。4D 血流 MRI 技术的应用实现了血流动力学可视化，可精确量化溃疡腔内的血管壁面剪切应力（WSS）。临床研究表明，WSS > 7 Pa 的区域预示主动脉壁应力超负荷，其预测疾病进展的敏感性达 91%。MRI 的主要缺点是不能显示内膜钙化性斑块。

DSA 显示主动脉迂曲、扩张、管壁不规则和钙化，呈动脉粥样硬化性改变，以胸主动脉和腹主动脉更为明显，并可显示突出于主动脉管腔外的龛影，类似于钡餐上消化道造影的龛影。

在诊断和预测某些严重血管疾病的风险时，医生发现仅仅依靠单一的血液或影像学指标往往不够精准，就像只凭一个线索难以锁定全局一样。为了更准确地预警危险，医学研究找到了“组合拳”的方式。

具体来说，在疾病急性发作阶段，如果患者血液中的 D–二聚体水平超过 5 000 μg/L（5 mg/L）同时基质金属蛋白酶–9（MMP–9）超过 800 ng/mL，这两个指标联合起来，能非常有效地预测溃疡进展为 A 型夹层的风险，其预测准确率高达 92%（相当于曲线下面积 AUC 0.92）。而在疾病进入相对平稳的慢性期，持续监测也很关键。这时，如果白细胞介素-6（IL-6）高于 20 pg/mL 和 C 反应蛋白（CRP）高于 10 mg/L 这两项炎症指标同时升高，就强烈提示体内炎症活动仍在持续，意味着疾病并未真正稳定下来，需要医生采取更强化的治疗方案来防止病情反复或加重。

为了更系统、更便捷地评估这类主动脉溃疡患者的破裂风险，指导治疗决策（是积极手术还是严密观察），欧洲的医学专家们基于大规模的“欧洲主动脉登记库（EurAUR）”数据，开发了一个名为 ULCER-SCORE 的风险评分工具，现已成为国际临床实践中的重要参考。这个评分系统综合考虑了六个已被证实独立影响风险的指标：溃疡最大直径超过 20 毫米、溃疡深度超过 10 毫米、主动脉本身直径超过 40 毫米、血液中 C 反应蛋白（CRP）水平持续高于 10 mg/L、患者持续胸痛超过 24 小时、以及是否同时存在主动脉壁内血肿（血管壁渗血）。医生会根据患者情况对这六项逐一打分，最终得出总分。

当评分达到或超过 4 分时，患者在接下来一年内发生主动脉破裂的风险非常高，可达到约 35%，这意味着必须采取积极的干预措施（通常是手术）来预防灾难性后果；相反，如果评分在 2 分或以下，风险相对较低，可以选择在医生密切随访监测下进行保守治疗。这个源自欧洲的评分系统在亚洲人群（如韩国峨山医学中心的验证）中也表现出了很好的适用性，预测准确率达到了 89%，进一步证明了其作为临床决策核心工具的可靠价值。

4. 病不能拖呀，不能拖

由于 PAU 有可能危及生命，所以一旦发现应积极治疗。当溃疡进展不明显时，可以采用药物保守治疗，严格控制血压、血脂和血糖，戒烟，避免情绪激动和剧烈运动。对于高龄或手术治疗风险大的患者，内科保守治疗同样是可选择的最佳治疗方案之一。

药物治疗目标已从单纯血压控制转向血管壁稳定性重建，从根本上阻止溃疡恶化或破裂的风险。在至关重要的血压管理环节，最新的策略更为严格，将收缩压的控制目标下调至 100~120 mmHg 之间。目前推荐优先选择 β 受体阻滞剂与血管紧张素受体脑啡肽酶抑制剂（ARNI）类药物的联合方案，以实现更有效地减轻血流对血管壁的冲击力。

与此同时，降低血脂的策略也进入了“强化达标”时代。通过联合使用他汀类药物和依折麦布，力求将血液中的“坏胆固醇”——低密度脂蛋白胆固醇（LDL-C）水平降至 1.4 mmol/L 以下。证据表明，达到该血脂水平，可以将溃疡进展的风险显著降低一半以上（风险降低约 55%）。

在抗炎方面，2025 年发表的重要研究（AORTIC 研究）证实，小剂量（每日 0.5 毫克）的秋水仙碱（注意药物均有不良反应，均应在医生处方下用药，不可自我用药）能显著降低体内的炎症标志物（如 C 反应蛋白 CRP）水平，并有效减少 37% 的溃疡在影像学检查上的进展迹象。针对溃疡形成中关键酶（基质金属蛋白酶 MMP，特别是 MMP-9）研发的新型抑制剂（如 MMP-9 单克隆抗体）在Ⅱ期临床试验中展现了良好前景，数据显示其能使接近一半（42%）患者的溃疡深度出现逆转。这些进展共同标志着 PAU 的药物治疗进入了以稳定血管壁为核心、多靶点精准干预的新阶段。

但如果患者出现持续或反复的疼痛、血流动力学不稳，或有形成假性动脉瘤或主动脉破裂的征象，则需要急诊手术治疗。此外，PAU 合并壁内血肿的患者 28%~74% 可能进展为主动脉夹层，20%~45% 发生动脉瘤变性，需更积极干预。对于溃疡发生于胸主动脉和不适宜外科手术的患者，可以采用腔内修复术（TEVAR 或 EVAR）进行治疗，将覆膜支架安放在溃疡穿透部位，保证血液在支架内流动而不进入溃疡内部。

最新指南建议，对于有高危影像学特征的 PAU，如穿透性溃疡最大深度大于等于 10 毫米，最大宽度大于等于 13 毫米，增长速度大于 5 毫米/年，胸腔积液或囊性动脉瘤，或合并并发症的患者，则首选 TEVAR 术进行治疗。之所以更倾向于选择这种微创的支架植入手术，是因为 PAU 患者群体多为高龄老人，他们的主动脉病变范围可能比较广泛，并且常常伴随高血压以及心脑血管疾病（如卒中、冠心病）或下肢动脉疾病等多种基础健康问题。在这种情况下，传统的开胸外科手术往往难度极大，给患者带来的身体负担重，术中、术后发生并发症甚至死亡的风险也相对较高。

随着腔内治疗技术的飞速发展，PAU 患者拥有了更多安全有效的选择。

对于累及主动脉弓分支血管的复杂病变，分支重建技术正不断突破治疗边界。原位开窗技术通过激光精准预开孔，显著降低覆膜损伤风险；配合能实现毫米级对位的可控释放支架系统，结合术中脑氧监测与阶段性血流阻断，大幅缩短脑缺血时间。而基于患者个体化血管结构设计的预开窗分支支架，无需术中穿刺，使 95% 的弓部病变患者获得适用机会。2024 年问世的模块化内嵌式分支支架更将内漏风险牢牢控制在 3% 以下。

对于不适合支架的小溃疡（深度 <5 毫米），创新的栓塞技术展现出强大潜力。通过特定路径精准投放弹簧圈联合生物胶灌注，成功率高达 92%；而导管直抵溃疡腔的生物胶封闭系统，完全封闭率接近 90%，为高风险患者提供了宝贵的微创选择。

革命性材料的应用持续拓宽治疗维度：载药纳米涂层支架显著抑制内膜增生，将再干预需求降低 64%；可感知血管搏动的 4D 打印智能支架，动态贴合血管壁，减少新发破口风险；尤其对年轻患者，短期封堵后逐步降解的生物可吸收支架，为未来治疗提供更多选择。

对于累及升主动脉或合并感染的复杂 PAU，目前传统的开放手术仍然具有不可替代的地位。不过，如今的开放手术方式也在不断改进，越来越注重减低创伤程度和提升安全性。

比如，现在可以通过部分胸骨切开（不再是像传统开放手术一样完全锯开胸骨）联合主动脉弓置换的方式来完成手术，这样可以减轻胸骨完全劈开对患者身体的影响，从而减少术中出血（平均减少了 40%）。另外，在手术过程中，医生会采用顺行性脑灌注技术——也就是在操作时持续向脑部供血，再配合实时监测脑组织氧合水平，可以将术后发生脑部并发症的比例控制在 5% 以下。

还有一种创新的“杂交手术”方式，也已经应用于这类高危病例。这种杂交方式是将传统开放手术与腔内修复技术相结合，先通过小切口重建主动脉上的分支血管，再通过血管内植入支架来修复病变。研究表明，这种方式与传统全主动脉弓置换手术相比，能够显著降低 33% 的死亡风险。

总之，PAU 已经走向个体化诊疗新时代：主动脉溃疡的管理理念已发生根本性转变，从被动监测转向基于风险分级的主动干预，从创伤巨大的开放手术迈向精细化微创治疗，从经验决策进入循证指导的个体化管理。这一转变的核心在于多维度技术的融合：精准影像评估（动态 CTA+4D-MRI）提供解剖与功能诊断，微创技术革新（原位开窗+生物胶封闭）拓展治疗边界，而分子生物学进展（基因治疗+靶向抗炎）开启疾病修饰新篇章。

第六章

动脉瘤中的“李鬼”

——假性动脉瘤

没有完整瘤壁的“主动脉瘤”，仅靠残存的血管外膜包裹血肿，患者生死悬于一线。

《水浒传》中的李鬼脸上擦墨，手持两把板斧，扮成李逵的模样打劫作恶，最终被真正的“黑旋风”所擒，上演了一出“真假李逵”的故事，着实精彩。从古至今，真真假假的故事便在这世间不断上演，静待人们擦亮眼睛细细甄别。

在医学的浩瀚世界中，真假难分的故事也是时有发生的。不同的疾病却有极为相似的表现，就如同即将登场的这位角色——假性动脉瘤。

1. 一次关于动脉瘤的“打假行动”

老张最近因为频繁的胸口不适而前往医院心内科住院治疗，经过检查，医生告诉他，他心脏冠状动脉的一根重要血管重度狭窄导致了心肌缺血，也就是人们常说的“冠心病”，而治疗这种疾病可以采用介入手术，在大腿根部的股动脉进行穿刺，将导管沿着动脉血管一直送到心脏，再把支架通过导管送到心脏的冠状动脉狭窄处，撑开狭窄的冠状动脉。手术过程并不复杂，老张很快接受了治疗，症状也得到了缓解。但在手术后的第二天，老张感到大腿穿刺的部位憋胀不适，还能触到一个不小的硬块，似乎还一跳一跳的。医生在检查过后安排老张进行血管超声检查，结果显示“假性动脉瘤”。老张不明白，于是拿出手机搜索“动脉瘤”三个字，屏幕上瞬间出现许多内容，什么身体里的“炸弹”“沉默的杀手”，还可能会随时危及生命，等等。这可把老张吓坏了，心想自己之前好好的，怎么做个手术会做出“炸弹”来了？

要不，还是去问问医生怎么说吧。

主治医生告诉他，原来假性动脉瘤并不是真正的动脉瘤样扩张，而是由于局部动脉壁的破坏，血液从破损处溢出血管腔，被周围组织包裹，形成类似“瘤腔”一样的结构。而

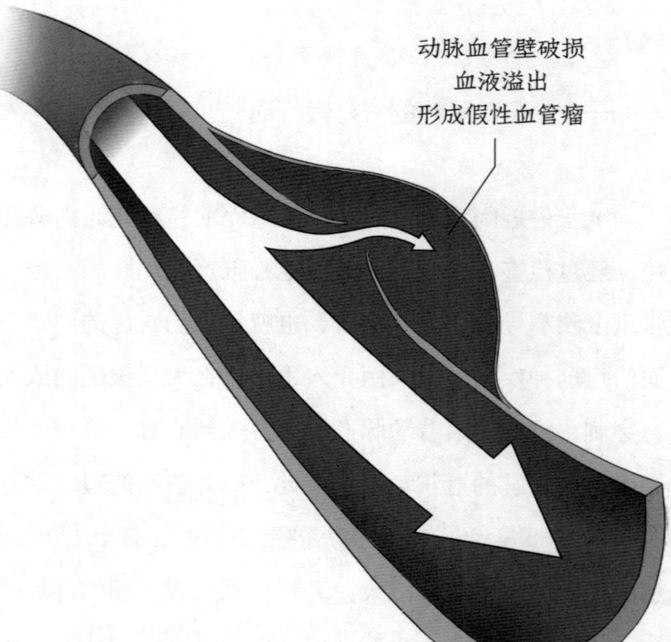

图 6-1　假性动脉瘤示意图
动脉血液从破损的血管壁溢出，被周围软组织包裹形成假性动脉瘤。

它与真正动脉瘤不同之处在于假性动脉瘤周围并没有完整的瘤壁，主要为主动脉周围组织或仅残存的主动脉外膜。所以，老张大腿上鼓起的包并不是真正意义上的动脉瘤，而是因为血液从穿刺的破口流出被包裹住而形成的一个血肿（图 6–1）。

假性动脉瘤也会危及生命吗？当然会的，尤其是发生在主动脉周围的假性动脉瘤。当主动脉壁被撕裂或穿破，血液自此破口流出被主动脉邻近的组织包裹而形成血肿，其瘤壁已经不是血管壁的三层结构，而是纤维素对血液的包裹或仅存的主动脉外膜，瘤体的外层壁很薄。在主动脉腔内高压的作用下，动脉血液不断从破损处溢出并冲击瘤壁，很容易导致瘤体破裂造成大出血，常迅速危及生命，后果不堪设想。

2. 假性动脉瘤最容易发生的地方——医院

随着医学技术的不断发展，很多疾病都可以通过介入手术进行治疗，开展相关治疗的科室也越来越多，心内科、心外科、血管科、神经科……而所有的介入手术都需要对血管进行穿刺。所以，医源性穿刺部位假性动脉瘤的发病率也在不断增高，应当引起临床医生的警惕。接受介入手术的患者如果在术后出现穿刺部位的肿痛，血压下降等也要及时反馈给医生，以便能够及时发现是否有出血或者假性动脉瘤的存在（图 6–2）。

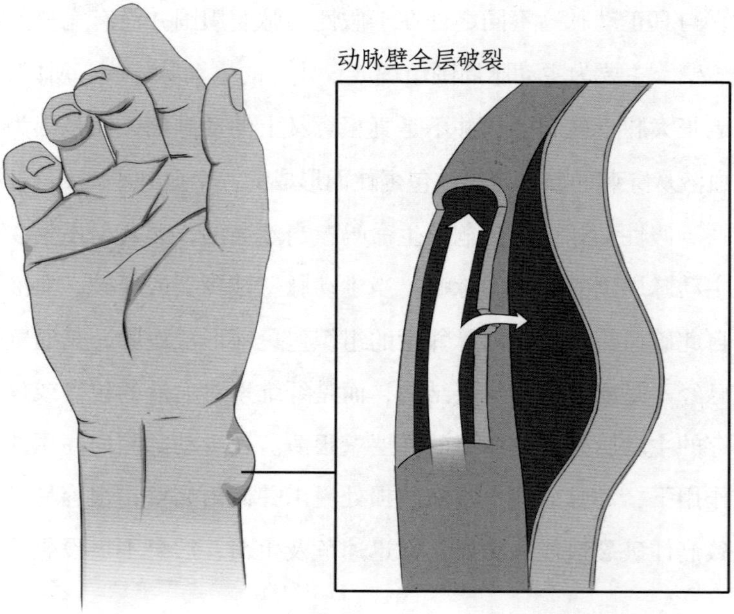

图 6-2　医源性桡动脉假性动脉瘤

桡动脉穿刺后压迫位置不当或时间不够，导致血液由穿刺点外渗，形成假性动脉瘤。

当然，创伤导致的假性动脉瘤也不少见，例如打架斗殴、车祸等损伤到动脉管壁时就会引起相应部位的假性动脉瘤。

另外，高血压可直接损伤主动脉内膜，压力越高越容易使血管破裂，形成假性动脉瘤。而感染、肿瘤、遗传性（如马方综合征）及某些风湿免疫性疾病也可侵袭局部血管壁，形成假性动脉瘤。

假性动脉瘤最主要的表现就是随着瘤体的增大，出现疼痛，以及压迫周围脏器的症状和体征。

假性动脉瘤的疼痛多为钝痛，有时为持续性痛，可随呼吸或体力活动而加剧。升主动脉或主动脉弓部假性动脉瘤可出现胸骨后或颈部疼痛。降主动脉假性动脉瘤可出现肩胛间区疼痛或左胸部疼痛。胸腹主动脉和腹主动脉的假性动脉瘤可出现背痛、腹痛。

主动脉弓部假性动脉瘤可压迫气管、支气管，导致刺激性咳嗽、呼吸困难等症状，严重时可引起肺不张、支气管扩张、支气管和肺部感染等。压迫上腔静脉可出现上腔静脉阻塞综合征的症状：进行性头、面、上肢水肿，重者可波及颈部及胸背，皮肤呈紫红色，胸壁静脉曲张。弓部和峡部的动脉瘤可压迫喉返神经出现声音嘶哑、饮水反呛，压迫颈交感神经节可出现单侧瞳孔缩小、眼睑下垂、眼球内陷和颜面无汗等霍纳综合征的表现。降主动脉假性动脉瘤可压迫食管出现咽下困难，晚期可破入食管、气管或支气管出现大量呕血、咯血，造成失血性休克或窒息而死亡。腹主动脉瘤可破入十二指肠出现上消化道大量出血而导致患者死亡。

动脉瘤腔内的血栓在血流反复冲击下，可能会从破损处冲入血管腔，并造成远端血管的堵塞。脑、肾、腹腔脏器、肢体等不同部位的栓塞，会导致相应的缺血、坏死症状。

3. 小心贝赫切特综合征

贝赫切特综合征，又称白塞综合征或白塞病，这种被称为“丝绸之路病”的顽疾，曾沿着古代商队行进的轨迹传播，至今仍在日本、中国、伊朗等地悄然蔓延。白塞病得名于土耳其医生 Hulusi BehÇet，但它的历史远比这个命名悠久。古代中医典籍中记载的“狐惑病”，其描述的“蚀于喉为惑，蚀于阴为狐”症状，与现代贝赫切特综合征的口腔、生殖器溃疡特征惊人吻合。这种跨越千年的医学印证，揭示着该病与亚欧人群的特殊关联。研究显示，*HLA-B51* 基因携带者的患病风险比常人高出 6 倍，而这种基因型在丝绸之路沿线人群中尤为常见，仿佛是刻在 DNA 里的古老印记。

疾病的序幕往往从一粒米粒大小的口腔溃疡拉开。28 岁的李女士对此深有体会：“每个月总有几天，嘴里像含着一团火。”这种溃疡看似平常，却暗藏玄机：边缘清晰如刀割，基底覆盖黄色坏死膜，疼痛剧烈到影响进食。更隐秘的是生殖器溃疡：45% 的患者私密部位会出现反复溃烂，有些患者甚至被误诊为性病，承受着身体与心理的双重折磨。当双眼突然发红、视物模糊时，病情已向更深层发展——葡萄膜炎，这可能让 30% 的患者在五年内面临失明风险。

更加令人应该警惕的是，这种疾病不仅会带来反复发作的口腔溃疡、生殖器溃疡和致盲性眼炎，更会像无声的蛀虫般啃噬血管，在动脉壁上“蛀”出致命的假性动脉瘤。一位 34 岁的卡车司机因突发撕裂样胸痛送医，CT 显示其胸主动脉上三个假性动脉瘤呈串珠状排列，最危险的瘤体直径已达 5 厘米。追问病史才发现，他多年来反复发作的口腔溃疡和阴囊溃疡从未被认真对待。这种迟来的诊断并非个案：约 20% 的贝赫切特综合征患者会出现动脉病变，其中主动脉假性动脉瘤破裂的死亡率高达 30%，比老年患者的腹主动脉瘤破裂更为凶险。

贝赫切特综合征的本质是全身性血管炎，免疫系统错误地攻击血管内皮细胞，引发持续炎症反应。大动脉壁原本坚韧的三层结构，在炎症因子日夜侵蚀下逐渐瓦解。就像被白蚁蛀空的堤坝，血管壁在血流冲击下局部破裂，血液在周围组织包裹中形成鼓胀的血包，这便是危险的假性动脉瘤。与真性动脉瘤不同，这些“血包”没有完整的血管壁支撑，随时可能破裂引发大出血。

消化系统同样难逃厄运。在胃镜镜头下，贝赫切特综合征患者的肠道黏膜布满“火山口”样溃疡，这些被深凿的创面可能穿透肠壁引发穿孔。更棘手的是肠系膜动脉假性动脉瘤，它们像埋在腹腔的“定时炸弹”，一旦破裂就会导致灾难性出血。贝赫切特综合征对神经系统的侵犯则更为诡异，有的患者会突然出现记忆力衰退、肢体麻木，同时磁共振成像显示脑干区域存在炎症病灶——这是免疫细胞穿越血脑屏障引发的脑膜脑炎的表现。

诊断过程需要像侦探一样抽丝剥茧，充满挑战。由于症状零散且缺乏特异性，患者往往辗转于口腔科、皮肤科、眼科多年才能确诊。皮肤针刺反应试验成为重要线索：用无菌针头轻刺前臂，24 小时后出现红色丘疹或脓疱，提示着机体异常的免疫应答。现代医学通过血管造影、超声弹性成像等技术，能清晰捕捉到血管壁的炎性增厚和动脉瘤形成，而 PET-CT 检查则像精准的雷达，扫描出全身血管的炎症热点。

治疗更是如同走钢丝，需要医生在抑制免疫和防范感染间寻找平衡。激素和免疫抑制剂仍是基础治疗，但长期使用可能增加结核复发风险。新型生物制剂的出现带来了曙光，肿瘤坏死因子 α（TNF-α）抑制剂能精准遏制炎症风暴，使动脉瘤的再生速度降低 60%。对于已经形成的致命性动脉瘤，血管外科医生采用覆膜支架隔绝技术，如同为破损的血管穿上“金钟罩”。但所有治疗的前提是早期识别——当出现不明原因血管病变时，请务必检查口腔是否有反复溃疡的痕迹。

这种疾病给予我们深刻的启示：身体从不会孤立地生病。一粒口腔溃疡可能是血管系统的求救信号，一次眼红流泪或许暗示着免疫系统的紊乱。在丝绸之路的古老驼铃声中，贝赫切特综合征穿越时空提醒着现代人：对待身体的异常症状，既不能草木皆兵，也不可掉以轻心。当我们学会用整体视角审视健康时，那些隐藏在溃疡背后的血管危机，终将在医学之光下无所遁形。

4. 一个“假的”动脉瘤，既要做超声又要做 CT，我是不是被过度检查了

超声检查快速、便捷，价格低廉，是很多血管疾病的首选检查，但是超声检查也有一些局限性，比如超声波的穿透能力有限，并且受到气体干扰和患者体型的影响，超声诊断的准确性会大大降低。

举个例子，当假性动脉瘤发生在四肢或者颈部动脉时，它的位置比较表浅，周围大部分是肌肉组织，没有气体和骨头的遮挡，在超声检查时就会显示得非常清晰，也能够得到明确的诊断。

但是当假性动脉瘤发生在胸部或者腹部的大动脉时，超声检查就会遇到很多问题，胸部有肺叶和肋骨的遮挡，而腹部则有大量的肠管，肠管里有气体和粪石的存在，这些都会干扰超声波的穿透，最终的结果就是——看不清！

这时候，为了看清疾病的真实样貌，就需要进行 CT 检查了，CT 血管成像（CTA）可以精确评价假性动脉瘤的位置、大小、范围，以及动脉瘤与周围组织和主要分支血管的关系等，而且不受气体和骨头的干扰，不会因为患者体型原因影响检查结果，对于手术时机和手术方式的选择具有重要意义！

5. 假性动脉瘤一定要开刀吗

假性动脉瘤就如同一根水管上破了一个口，而治疗假性动脉瘤的目的就是堵住这个破损口，阻止血液从破口流出。针对不同位置的假性动脉瘤，有着不同的“堵法”。

目前最常见的假性动脉瘤主要发生在四肢的穿刺部位，比如腹股沟处的股动脉和手腕部的桡动脉，对于这些位置表浅的假性动脉瘤，一般不需要开刀和手术治疗，可以采用局部加压的方式，在压力的影响下，瘤腔里面的血流会越来越慢，逐渐凝固形成一个血肿，再慢慢被机体吸收。但是，压迫治疗法往往需要长时间的局部加压，而且压力较大，会给患者带来一定的痛苦。超声引导下在瘤腔内注射凝血酶则能够快速地帮助血液凝固形成血肿，这也是目前治疗外周假性动脉瘤的一种常用方法。

如果假性动脉瘤发生在位置较深的大动脉，比如主动脉弓、胸主动脉或者腹主动脉，上述压迫和注射凝血酶的方法就并不适用了，而需要积极采取手术或介入治疗。

手术方法主要是将假性动脉瘤切除，并根据病变的具体情况修补破口。介入治疗假性动脉瘤与治疗真性动脉瘤原理相同，都是通过放置覆膜支架，将瘤体与正常血流隔开，促进动脉瘤内血栓形成，从而达到防止动脉瘤增大和破裂的目的。就如同在破损的管道里放置一个新的管道，将原来的破口彻底堵住。对于部分特殊的表浅假性动脉瘤，还可通过穿刺针将弹簧圈或钨丝微弹簧圈送入，以闭塞动脉瘤（图6–3）。

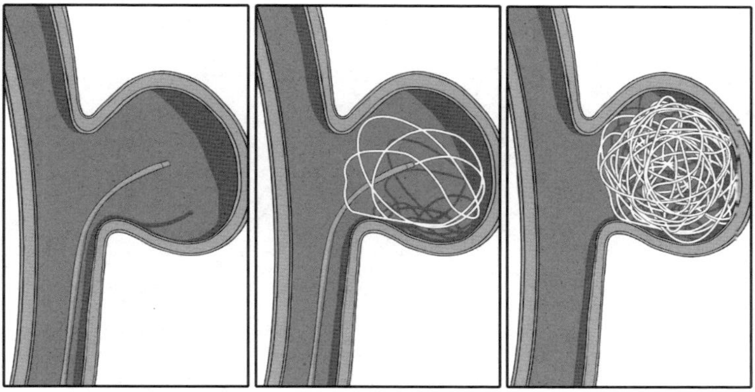

图 6-3　穿刺闭塞动脉瘤示意图

第七章

隐秘的“血管炸弹”

——主动脉窦动脉瘤破裂

主动脉窦管壁如“风兜”般向外膨出，悄然长成一颗藏在血管旁的“定时炸弹”。

1. 大一体育生训练中突发胸痛，是什么险些要了他的命

市体育馆的举重比赛场里，18 岁的小陈深吸一口气，目光锁定在杠铃两端新增的杠铃片上。作为体育院校的种子选手，他迫切希望能在市赛中打破个人纪录。汗水顺着紧绷的手臂滑落，他双腿扎根地面，掌心紧握金属杆，屏息发力——杠铃稳稳举过头顶的瞬间，欢呼声在训练场炸开。

“破了！新纪录！”队友们围上来庆祝，小陈却感觉胸口一阵闷痛，仿佛有重石压着胸腔。他摆摆手，扯出笑容：“没事，估计是肌肉拉伤。”可随着呼吸愈发急促，疼痛如刀割般由前胸蔓延至后背，冷汗浸透了训练服。

急诊室里，悬在头顶的吊扇转动时发出呻吟，六片刀锋般的扇叶正将空气剁成碎片，心电监护仪的嘀嘀声使凝滞的空气更加窒息。接诊的赵医生发现小陈的血压，特别是舒张压异常偏低，听诊时心脏杂音明显，立即安排了心脏超声心动图检查。影像结果显示：主动脉窦部动脉瘤破裂，血液正从破口涌入右心房，主动脉瓣关闭不全，左心室因超负荷已明显扩大。“必须立刻手术！”心血管外科团队迅速集结。

手术室外，小陈躺在转运床上，耳边回荡着医生的话：“你主动脉窦部有个先天性发育薄弱的动脉瘤，举重时胸腔压力剧增，直接撑破了动脉瘤壁，就像裤子的口袋底部因长时间被钥匙等硬物磨损突然破裂一样。”他盯着苍白的天花板，脑海中闪过训练时的画面——教练总提醒他量力而行，他却

固执地认为疼痛是突破的代价。此刻，监护仪刺耳的警报声让他第一次感到恐惧：“是不是再也不能举起杠铃了……”

无影灯下，主刀医生打开胸腔，迅速建立体外循环。破裂的主动脉窦部宛如被撕裂的风兜，血液不断渗入心包腔。医生小心修剪瘤体，用人工血管片修补破口，同时修复了关闭不全的主动脉瓣。整整六个小时，手术团队争分夺秒重建心脏结构。

术后第二天，小陈在 ICU 醒来。赵医生指着超声影像解释道：“动脉瘤就像轮胎鼓包，超压必然爆胎。你常年高强度训练，血管壁反复承受冲击，薄弱处早已埋下了破裂的隐患。”小陈摸着胸口的纱布，想起自己总忽略体检时的“轻微心脏杂音”，喉咙发紧：“我以为身体够强，能扛住一切。”

康复期间，每日查房时，小陈都会反复追问：“以后还能运动吗？”主治医生摇头：“轻度活动可以，但举重这类极限负荷运动必须终止。”队友们带来市赛金牌时，小陈摩挲着奖牌苦笑：“差点用命换它。”

出院后，他将所有训练计划锁进抽屉，手机里多了数十条“心血管康复”的文献链接。半年后随访，心脏超声显示左心室回缩，瓣膜功能恢复良好。路过体育馆时，他驻足良久，最终转身走向泳池——那里贴着新目标：“缓慢而持续地，重建另一种强大。”

手术修复了心脏的裂痕，而真正弥合的，是一个少年对“极限”的认知。

2. 主动脉窦动脉瘤又是怎么回事

主动脉窦动脉瘤和我们之前所讲过的动脉瘤类似，不同的是它发生在主动脉窦部，往往较为隐蔽难以被发现。这种疾病的发病率东方国家高于西方国家，我国该疾病的病例占先天性心脏病的1%~2%。

主动脉窦位于升主动脉根部，是与主动脉瓣叶相对应的动脉壁向外膨出，瓣叶与动脉壁之间的内腔就称为主动脉窦或Valsalva窦。主动脉窦一共有三个，分别为左窦（左冠状动脉窦）、右窦（右冠状动脉窦）和后窦（又叫作无冠状动脉窦，无窦），发生在这三个部位的动脉瘤就被称为主动脉窦动脉瘤。

在胚胎发育时期，主动脉窦的基部发育不全，窦壁中层弹性纤维和肌肉组织薄弱或缺失，使主动脉壁中层与主动脉瓣纤维环之间缺乏连续性，造成主动脉窦的基底部相对薄弱；或主动脉瓣环本身发育缺陷，均可能在出生后因主动脉血流压力将主动脉窦的薄弱区逐渐外推而形成局限性瘤样膨出。

梅毒、感染性心内膜炎、动脉硬化或囊性中层坏死等亦可引起主动脉中层组织退行性病变的因素，导致主动脉窦瘤的形成。

人类认识主动脉窦动脉瘤也经历了相当长的时间。1740年，意大利解剖学家及病理学家Antonio Maria首次发表了关于主动脉窦瘤的解剖图。直到1839年，Hope教授才报道了首例主动脉窦动脉瘤破裂病例。1840年Thurnam报道了6例主动脉窦动脉瘤破裂。

其中有一位35岁的锡匠，嗜酒如命，常年心悸，他时常感到胸口不舒服。不久之后，他发现自己的上半身开始水肿，并且皮肤透出一种不健康的青紫色，紧接着出现了神志不清的症状，锡匠终于意识到了不对劲——自己应该是生病了。但在那个“放血疗法”盛行的时代，锡匠一开始并未去正规医院接受治疗，而是进行了好几次“放血治疗”，结果可想而知，他的病情越来越严重。一个月后，他选择到爱丁堡皇家医院就诊。医生发现他的手臂和胸部，尤其是脸和脖子，呈铁青色，且结膜充血，伴有呼吸、吞咽困难和咳嗽。脉搏在90~100次/分，心脏搏动明显，心尖搏动下移。经过一系列检查后，锡匠被诊断为“左心肥大，伴主动脉动脉瘤”，他接受了强力泻药和洋地黄的治疗，但治疗后，呼吸困难变得更加严重，他甚至在任何时间都无法躺平。上半身的水肿和淤青的问题仍未解决，但除了阴囊轻微肿胀外，没有延伸到下半身。然而他的胸部出现了一些黑色的、有边界的、青灰色的斑点，眼睛充血，最终在入院一周后突然去世。

他去世3天后，法医想要了解他的死因，于是对他的尸体进行了解剖。打开胸腔后发现，胸腔内有大量积液，肺部受压缩小，肺内有大量的血液和发泡的血清液。心脏明显增大，心脏肥厚，左室扩大。心脏因失血显得更苍白，而且，比正常的更松软，心脏瓣膜正常。主动脉根部扩张，形成了一个拳头大小的动脉瘤腔。动脉瘤腔局限于主动脉窦的三个窦，主动脉瓣环未扩大。在动脉瘤、右心房和上腔静脉末端之间有相互交通。上腔静脉本身是通的，但被动脉瘤所压迫。这是 Thurnam 医生报道的一例主动脉窦动脉瘤病例。

在接下来的 100 年里，只报道了 18 例类似的病例。但在之后的十年，报告了 19 例，又在随后的 10 年里报告了 51 例，这种发病率的急剧上升可能是由于心脏病诊断技术在当时发生了巨大革新。同时，心脏手术技术的显著进步使先天性主动脉窦动脉瘤的手术矫正成为可能。

主动脉窦动脉瘤本身瘤壁较正常动脉壁薄，在动脉血液的不断冲击下，瘤体慢慢增大，瘤壁不断变薄，破裂的风险也逐渐增加（图 7–1）。尤其在剧烈活动、情绪激动、感染、外伤或其他因素的诱发下，都可能促使主动脉窦动脉瘤破裂。就像牛仔裤的口袋一样，牛仔裤的帆布比较结实，而裤子口袋布比较薄，如果裤兜内经常存放钥匙等重物，久之，兜底可能磨损、磨透而出现一个“洞”，一旦口袋底磨破，口袋内的物件就会漏出、漏丢。同样，当主动脉窦动脉瘤破裂后，血液就会反流到心脏腔室内，如右心房、右心室或左心室（图 7–2）。

如果患者合并室间隔缺损，主动脉右冠窦邻近的右室漏斗部失去支持，高压血流的冲击更容易导致动脉窦瘤并发生

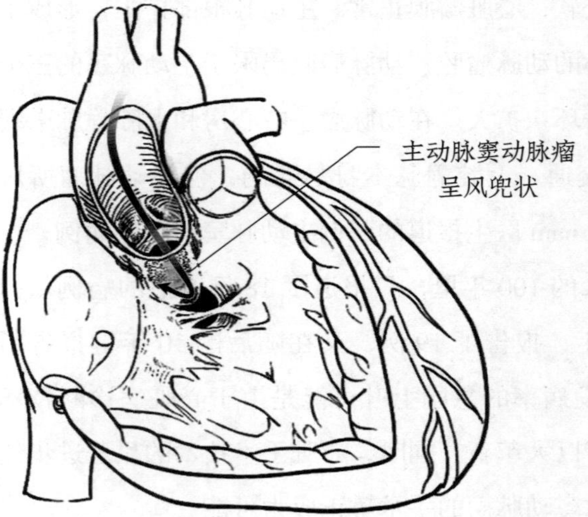

图 7-1　风兜状主动脉窦动脉瘤

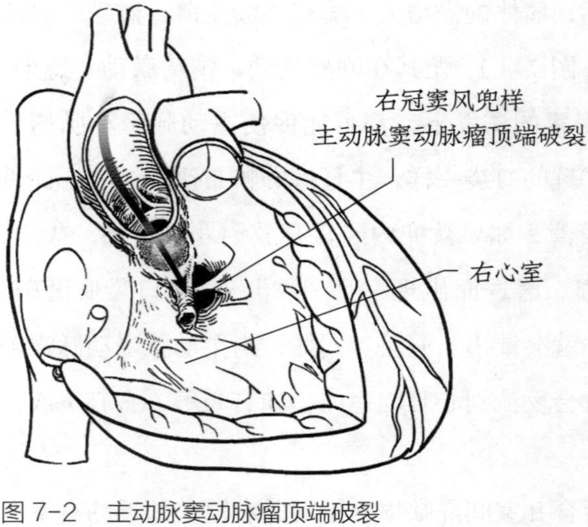

图 7-2　主动脉窦动脉瘤顶端破裂

瘤体破裂。所以室间隔缺损也是窦瘤形成和破裂的一个重要因素。

3. 紧急警报！主动脉窦动脉瘤破裂是急症

主动脉窦动脉瘤破裂发病年龄多数在20~40岁，约有1/3的患者起病急骤，它是一种毫无征兆的突发疾病。

窦瘤破裂多发生在右冠状动脉窦，次之为无冠状动脉窦，左冠状动脉窦则很少见。右冠状动脉窦动脉瘤多数破入右心室腔（约占70%），少数破入右心房腔；无冠动脉窦动脉瘤多数破入右心房腔（约占70%），少数破入右心室腔。窦瘤破裂会使得主动脉内的血液向右心的反流量增加，导致流经肺循环的血量增加，右心的负担加重，进而引起右心扩大、肺动脉高压及右心衰竭。

主动脉窦动脉瘤破裂急性发病的患者表现为突发心前区或上腹部剧烈疼痛，常于剧烈活动后发生，随即出现心悸、胸闷、呼吸困难，可迅速恶化至心力衰竭（图7–3）。部分患者发病缓慢，劳累后气急、心悸、乏力等症状逐渐加重，以致丧失活动能力。

也有因主动脉窦瘤急性破裂导致死亡的病例。有一位30岁男性患者，在单位办事时，突然昏厥，经120出诊医生抢救无效死亡，医院初步诊断为猝死。后续法医进行尸

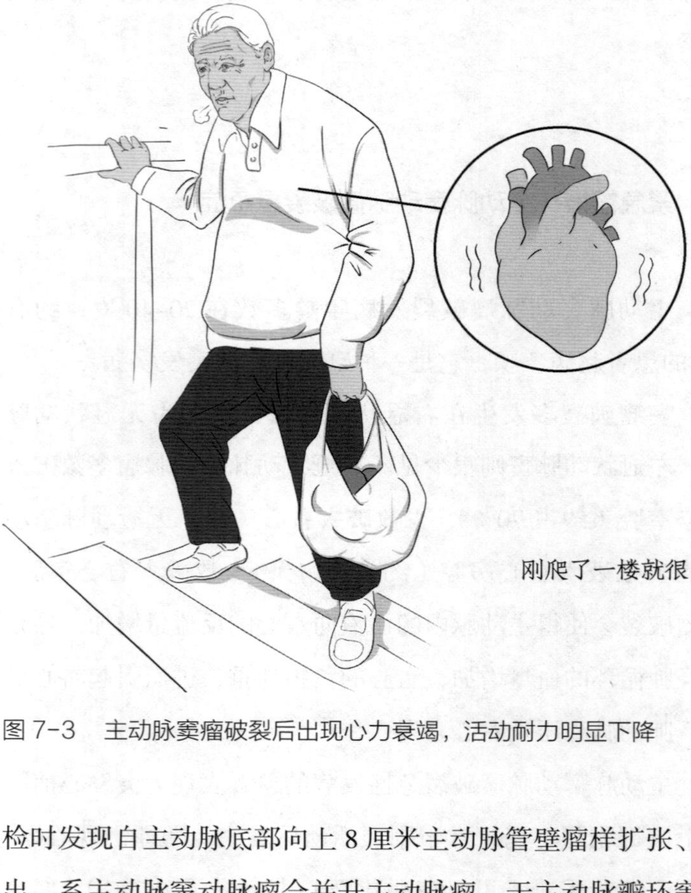

图 7-3　主动脉窦瘤破裂后出现心力衰竭，活动耐力明显下降

检时发现自主动脉底部向上 8 厘米主动脉管壁瘤样扩张、膨出，系主动脉窦动脉瘤合并升主动脉瘤，于主动脉瓣环窦壁近主动脉根部破裂，血液倒流入心腔及心包腔，造成急性心脏压塞猝死。瘤体处管壁周径显著扩大（最大周径达 16 厘米），厚度比正常值薄 25%，瘤囊结构极其薄弱，在动脉血流冲击下破裂已不可避免。推测其可能存在先天缺陷，因而形成主动脉窦动脉瘤。

少数患者由于破口很小，仅有少量血液左向右分流，很长时间内可无自觉症状。这类患者常因偶然被发现心脏杂音，经超声心动图、右心导管检查及主动脉造影确诊。

主动脉窦动脉瘤破裂除上述突发心前区剧烈疼痛，下列心脏体征或检查结果常有助于诊断：破入右心室的主动脉窦动脉瘤，常可在胸骨左缘第 3、4 肋间听到粗糙的连续性杂音，向心尖传导，多数伴震颤；破入右心房者杂音和震颤则偏向胸骨正中或右缘。可因脉压增宽而出现周围血管体征，如枪击音、水冲脉、毛细血管搏动征等，并可有肝肿大等右心衰竭体征（图 7–4）。

心电图检查可能显示电轴左偏、左心室高压、肥大或左右心室肥大的迹象。

X 射线检查提示心影增大、肺动脉段突出、肺门充血、肺纹理增深增加。

超声心动图是诊断主动脉窦动脉瘤的重要工具，可以显示主动脉窦增大，局部有囊状物膨出，囊底有破口。二维超声心动图可以现示主动脉窦动脉瘤破裂的破口；彩色多普勒血流成像可以显示流经破口的血液分流。

主动脉窦动脉瘤无论破裂与否均应手术切除。自 1957 年 Lillehei 报道第一例手术修复成功以来，手术治疗已成为主动脉窦动脉瘤的主要治疗手段。

急性破裂者需先短期积极治疗心力衰竭后再手术，如不

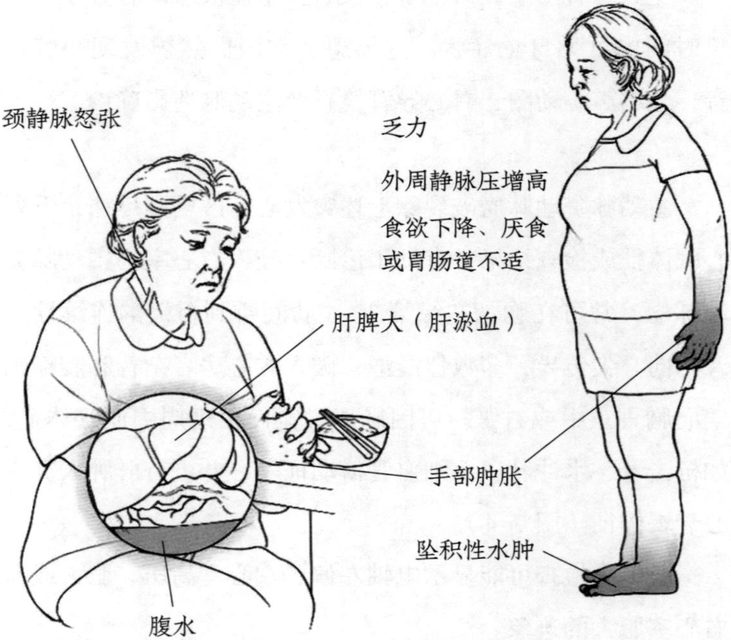

图 7-4　右心心力衰竭的常见症状

能控制，则尽早手术。手术在体外循环心停搏下，切开右心房或右心室，从破口两侧分别剪开瘤壁至距破口 3~5 毫米处，于颈部环形剪除瘤壁，然后沿纤维瓣环作褥式或 8 字缝合，如破口较大则需要补片修补，再连续缝合瘤壁加固。也可以直接切开升主动脉根部将动脉瘤从窦基底部翻出切除后，缝合或补片修补（图 7-5）。

如合并室间隔缺损，需一并缝合或用补片修补（图 7-6）。如伴有主动脉瓣关闭不全，需另经升主动脉切口，

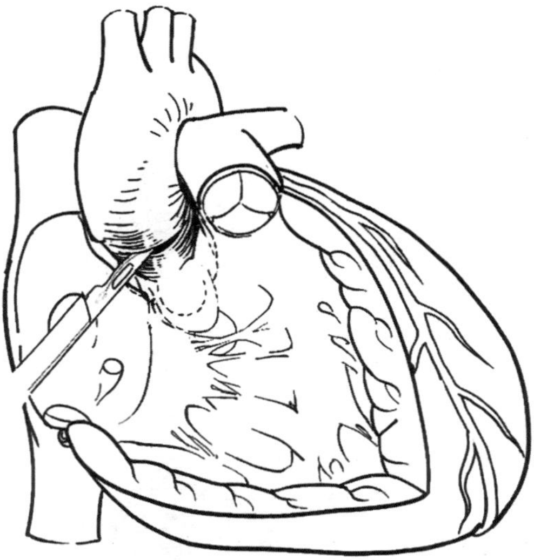

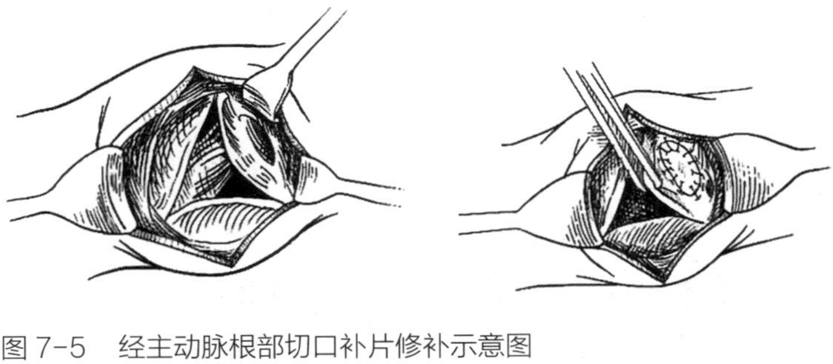

图 7-5 经主动脉根部切口补片修补示意图

将宽大冗余的右主动脉瓣叶折叠悬吊，缝合固定于管壁。必要时，施行主动脉瓣替换术。

主动脉窦瘤外科修补手术远期效果良好，绝大多数患者能够恢复正常生活。

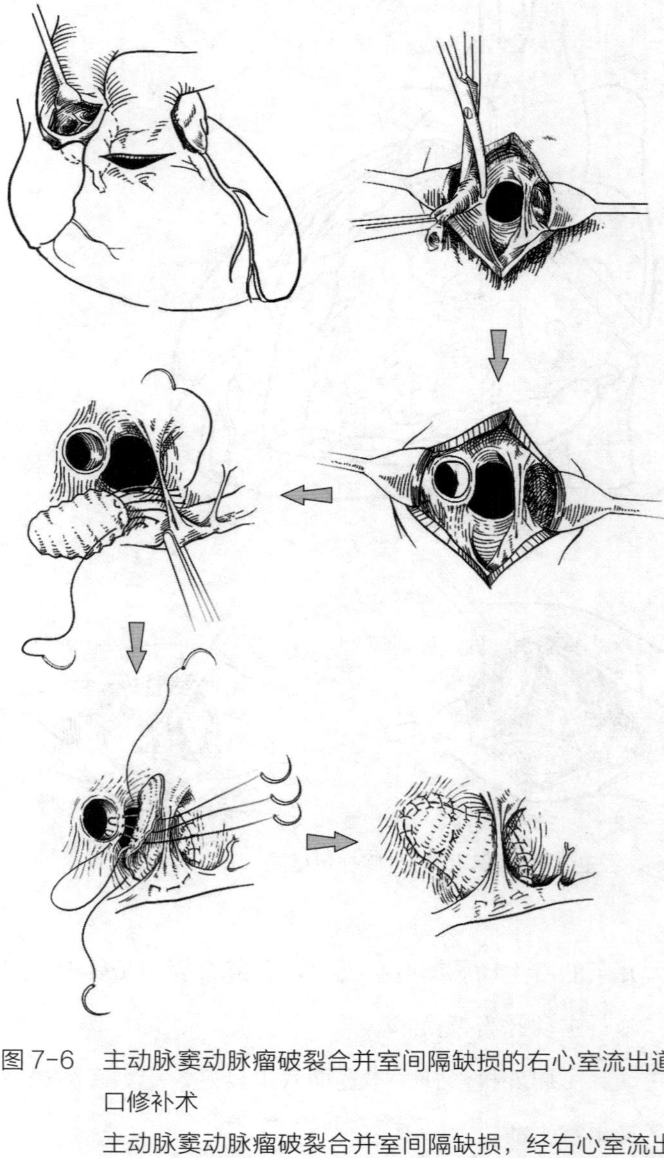

图 7-6　主动脉窦动脉瘤破裂合并室间隔缺损的右心室流出道切口修补术

主动脉窦动脉瘤破裂合并室间隔缺损，经右心室流出道切口一并修补室间隔缺损和窦瘤破口。

我所在的医院曾在 2018 年左右收治了一例主动脉窦瘤破裂的患者，患者是一位 37 岁的女性，因“发作性心悸、头晕 1 月余，伴视物模糊，伴肩背部不适、左上肢麻木”入院。心脏彩超提示室间隔中上部左心室侧可见约 47 毫米 × 33 毫米的囊性结构，收缩末期和舒张早期血流由主动脉反流入囊腔，囊腔逐渐扩大，舒张末期和收缩早期血流由囊腔返回主动脉根部，囊腔逐渐缩小，囊性结构上端通过主动脉右冠瓣与主动脉相通。增强 CT 提示右冠状动脉窦局限性呈瘤样膨出并其破入左心室，左心室增大，其内可见一囊袋状结构，最大层面约 54 毫米 × 35 毫米，瘤体顶部可见一破口影与左心室沟通，室间隔结构完整，诊断主动脉窦瘤破入左心室。我给患者做了主动脉窦瘤修补术，术中探查患者主动脉瓣瓣叶发育小，其中右冠状动脉瓣尤其明显。右冠状动脉窦可见明显“囊袋”似的瘤子，紧邻室间隔，顶端可见一直径约 8 毫米的破口，从而导致了主动脉瓣重度关闭不全。术中剪除患者自体主动脉瓣及窦瘤，置入人工机械主动脉瓣。术后患者恢复良好，顺利出院。

第八章

传说中的“东方美女病”

——多发大动脉炎

滋养生命的大动脉，却被炎症悄悄裹挟，让血管渐趋狭窄。

1. 迷雾中的曙光

在南方一座古色古香的小城里，23 岁的小林正趴在图书馆的桌前。她揉了揉酸胀的太阳穴，眼前的字迹突然模糊成一片。“大概是最近熬夜太多了！”她轻声嘀咕，却未料到这竟是命运转折的开端。

接下来的几周，小林的状况急转直下。晨起时关节僵硬得像生锈的齿轮，午后双眼总蒙着一层白雾，甚至爬楼梯也会让她气喘吁吁。校医起初诊断为“过度疲劳”，开了些维生素，可她的症状非但未减轻，左臂竟还渐渐发凉，连脉搏都难以触及。

“必须马上去大医院！”母亲颤抖的声音里满是恐慌。次日，一家三甲医院的风湿免疫科内，主任医师陈岚（化名）面色凝重。她轻按小林的颈动脉，发现搏动微弱如游丝，再结合血沉、C 反应蛋白的异常飙升，心中已有了答案。“小林，你患的是多发大动脉炎，俗称‘东方美女病’。”陈医生顿了顿，“这是一种自身免疫性疾病，炎症会攻击你的大血管，导致管腔狭窄，供血不足。”

诊室里一片死寂。小林的母亲捂住嘴，眼泪簌簌落下。小林却怔怔地望着窗外——她才刚收到心仪公司的入职通知啊。

“目前需要尽快控制炎症。”陈医生召集了医疗团队。

“大剂量激素冲击治疗是首选，但长期副作用不容忽视。”一位年轻医生皱眉说。

“可以考虑联合免疫抑制剂，比如环磷酰胺。”另一位医生提议。

“如果造影结果提示血管狭窄超过70%，可能需要手术。”心外科主任补充道。

治疗方案在争论中逐渐清晰。最终，陈医生拍板：“先上激素和免疫抑制剂，密切监测血管病变情况。”

治疗的前几周如同炼狱。激素让小林的脸肿得像发酵的面团，胃里翻江倒海，但更折磨的是心理的崩塌。深夜，她蜷缩在病床上，手机屏幕亮着同事们在朋友圈晒出的入职合照。“为什么偏偏是我？”她将脸埋进枕头，泪水浸湿了纱布。

转机出现在第三周。红细胞沉降率指标开始下降，指尖重新有了温度。那天清晨，小林偶然瞥见镜中的自己——浮肿未消，但眼里竟闪着一星微弱的光。

然而命运再度戏弄了她。两个月后的复查显示，右颈动脉狭窄加剧，血流如细丝般艰涩。“必须做血管成形术了。”心外科主任指着影像，“我们会用球囊扩张狭窄处，必要时植入支架。”

手术台上，小林盯着天花板的无影灯，耳边导丝在血管中穿行的细微摩擦声仿佛生命的倒计时。突然，主刀医生一声轻呼：“血流恢复了！”显示屏上，原本干涸的血管如春溪解冻，欢畅奔涌。

康复过程缓慢却坚定。激素剂量逐渐减少，小林学会了与晨僵共存，甚至重新握起了画笔。出院那天，她将一幅水彩画送给陈医生——画中是阴霾散尽的天空，一束金光刺破云层。

“这病无法根治，但你看，”陈医生指着窗外抽芽的梧桐，“只要春天还在，希望就永远不会消失。”

2. 一种并不美丽的疾病

柔和的面部线条、弯曲的秀眉、深情的目光，这些极具标志化的特征，往往体现了东方女性独特的气质和优雅的韵味，也蕴藏着深厚的历史底蕴和文化内涵。然而，“自古红颜多薄命”这一说法，却又给予了美丽女子们某些曲折和不幸的隐喻。

“东方美女病”就是一种“偏爱”东方年轻女子的疾病，它常见于亚洲、中东地区的青年女性，西欧与北美地区较为少见。而这类疾病的发现也与东方有着不解的渊源。1830年，日本医生 Yamamoto 记录了 1 例 45 岁女性患者，在 1 年内相继出现双侧桡动脉搏动减弱与消失，之后病情逐年加重至呼吸困难，10 年后不治而亡。1905 年，另一位日本眼科医生 Mikito Takayasu 在日本眼科协会年会上报道了一例多发大动脉炎的眼底改变，详尽描述了 1 例 21 岁的女性病例，眼底检查发现视神经乳头旁呈花冠、互相融合样的视网膜血管图像。这也是这类疾病首次在学术会议中被呈现，因此该病也被称为Takayasu动脉炎（图8-1），也就是我们所说的大动脉炎。

当然，虽然冠以“东方美女病”的称号，但多发大动脉炎只是“偏爱”却并不“独宠”女性，在男性人群中也有出现，只是发病率相对会低一些。

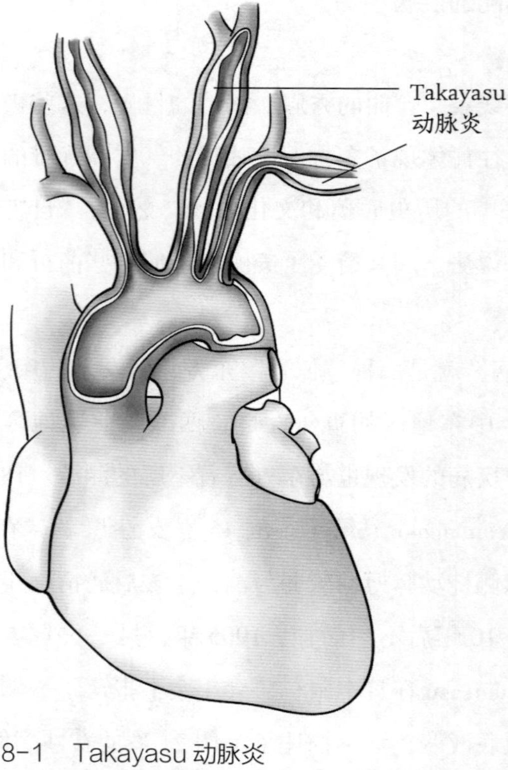

图8-1 Takayasu动脉炎

主动脉及其分支受累，呈弥漫性、不规则环形增厚。

多发大动脉炎是一种主要侵犯大动脉及其分支的疾病。不同于它的称呼那般，“美女病”的名号不会令人变美丽，而是悄悄潜入人体内，在不知不觉中引起身体上的各种不适，如头晕、乏力、消瘦。对于年轻的患者，这些不适往往会被“工作太累”“压力太大”“睡眠太差”等各种各样的原因所掩盖，随着病情的逐渐加重，相应的器官会也出现严重的功能障碍，此时一场全面的身体检查才能将这个可怕的“真凶”追查出来。可惜，很多病患在明确诊断的时候往往为时已晚，即使经过治疗仍然难以完全恢复。

这类疾病的可怕之处就在于，它从人体最大的动脉血管——主动脉弓开始，由近向远渐渐侵袭，其发出的分支也不会被轻易放过。这些可怜的动脉血管壁会不断地增厚，逐渐狭窄甚至闭塞，而这一过程所带来的结果便是受累动脉所供应的器官和组织出现缺血、缺氧、梗死，并最终功能衰竭。

我曾遇到一例多发大动脉炎的女患者，至今印象深刻。那是一个寻常的工作日，一位极度瘦弱的中年女性坐着轮椅被推到我面前，她的面色黝黑发黄，颧骨高耸、眼窝深陷，只剩两只大大的眼睛空洞、无神地望向我，这与人们认知中的美女大相径庭，然而她所罹患的却正是传说中的“东方美女病”。

从十多年前开始，这位可怜的女性出现头晕、容易疲惫，并伴随着上肢乏力，脉搏减弱等症状，这可能也是多发大动脉炎最早期的表现，而此刻的病变正在侵袭人体最大的动脉——主动脉弓以及主要负责上肢动脉供血的无名动脉和锁骨下动脉，可惜这位来自农村的妇女并未重视。渐渐地，她的反应开始迟钝，智力水平也不断下降，出现了缺血性脑病的表现，原来是疾病侵袭到了双侧颈部动脉，从而影响了脑部供血。只可惜这一切仍未引起患者和家人的重视。随着疾病进一步发展，逐渐蔓延到升主动脉、胸主动脉、腹主动脉以及腹主动脉的几条主要的分支：当腹腔干动脉受累后，肝脏、胃及脾脏的供血受到影响，患者出现进食后的腹部不适；紧接着肠系膜上动脉也难逃厄运，负责吸收的肠道血运变差，加剧了患者进食后的腹痛，并伴有消化不良，这位女性日渐消瘦，最终变成了现在的模样。

而这一切的一切，都源自这个可怕的“东方美女病”。

3. 早期发现：测血压

测血压是早期发现这种病的一种方法。多发大动脉炎本质是免疫系统对血管的“误伤”。当炎症从主动脉根部开始蔓延，最先遭殃的往往是头臂干动脉——这根血管如同树干分出的枝丫，向头部和右上肢输送血液。炎症导致血管壁层增厚，使得原本通畅的血管逐渐狭窄。此时，右侧桡动脉的脉搏会变得细弱如游丝，血压计上的数值也会明显低于左侧。这种双上肢血压不对称的体征，正是血管狭窄最直观的生物学标志。

双上肢血压差的医学意义远超想象。健康人双上肢血压通常相差不超过 10 mmHg，但当单侧锁骨下动脉狭窄超过 50% 时，血压差会陡然增大至 20 mmHg 以上。血压差每增加 10 mmHg，血管狭窄程度加重约 15%~20%。这种量化的对应关系，使血压测量成为动态监测病情变化的“生物标尺”。临床研究显示，约 83% 的多发大动脉炎患者初诊时双上肢已存在显著血压差，而这个体征平均比其他症状早出现 1.5 年。更值得注意的是，当双侧上肢动脉同时受累时，双上臂血压都会异常降低，此时测量下肢血压才能反映真实数值——因为病变通常由主动脉近端向远端发展，下肢血管在早期较少受累。

精准测量是发现异常的关键。规范的测量血压要求患者静坐 5 分钟后，双上臂自然平放于心脏水平，使用经过校准的电子血压计或听诊器同步测量。某医院曾接诊过一位反复晕厥的大学生，门诊初测左上肢血压 88/56 mmHg，被误判为体质性低血压。后经规范测量发现右上肢血压 126/80 mmHg，进一步检查确诊为左锁骨下动脉起始段重度狭窄。这个案例提醒我们：测量时肢体位置不当、单次测量、忽略双上肢对比等常见疏漏，都可能让重要的诊断线索从指缝中溜走。

对于出现不明原因头晕、肢体无力的年轻女性，建议进行“血压三步筛查法”：首次就诊时测量四肢血压，标记基础值；发现血压差 >15 mmHg 者，每月复查双侧上肢血压；若血压差持续存在，则需进行血管超声筛查。临床数据显示，通过这种阶梯式筛查，可使多发大动脉炎的诊断时间平均提前 9 个月，此时血管狭窄多处于可逆阶段。

这种筛查方法的价值不仅在于早期诊断，更在于打破认知误区。许多年轻患者将上肢无力归咎于“亚健康”，把视力模糊解释为“用眼过度”，却不知这些可能是血管狭窄发出的求救信号。

4. 明确诊断：血管超声

诊室里，24 岁的苏小姐正因左臂发凉、发麻辗转求医。当超声探头滑过她锁骨上窝时，显示屏上赫然显现左锁骨下动脉壁均匀增厚，原本通畅的血管腔缩成细缝——这正是多发大动脉炎的典型超声征象。这项收费不足百元的检查，仅用 15 分钟便揭晓了困扰她半年的病因。作为筛查血管炎症的侦察兵，血管超声以其独特的优势，在早期诊断中扮演着不可替代的角色。

多发大动脉炎的本质是血管壁的慢性炎症。当免疫细胞错误攻击动脉壁时，原本光滑的内膜会像老树生痂般层层增厚，形成特征性的“通心粉”样改变——在超声纵切面中，增厚的血管壁包裹着细窄的管腔，犹如意大利面中的空心粉管；横断面则呈现“靶环征”，中心黯淡的血流被环状增生的血管壁紧紧箍住。这些直观的形态学改变，使超声成为洞察血管病变的“透视眼”。相较于动辄千元的 CT 血管成像（CTA）、磁共振血管成像（MRA）检查，血管超声无需注射造影剂、不受肾功能限制，特别适合年轻患者及孕妇群体。

检查过程中的血流动力学信息更具诊断价值。当超声切换到彩色多普勒模式，正常血管中的血流如同通畅的红色河流，而狭窄处则迸发出高亮的五彩湍流。专业测算显示，病变部位血流速度可达正常段血流速度的 2~3 倍，这种“激流勇进”的现象正是血管代偿性扩张前的危险信号。经验丰富的超声医师能通过测量峰值流速、阻力指数等参数，精确判断狭窄程度：当管腔缩窄超过 50% 时，收缩期峰值流速常突破 200 厘米/秒，这些量化指标为临床分级提供坚实依据。

“左颈总动脉全程管壁弥漫性增厚，最厚处达 1.8 毫米”的描述，提示炎症正处于活动期；“右肾动脉起始段血流束纤细，加速度时间延长”则暗示肾脏供血已受影响。优秀的超声报告不仅定位病变血管，还会标注血管壁分层结构是否清晰、有无钙化斑块等重要细节。对于多发大动脉炎这种“游走性”病变，报告中“右侧椎动脉反向血流”等特殊提示，可能揭示锁骨下动脉盗血综合征的存在，这些信息对制订诊疗策略至关重要。

与血管造影仅显示管腔形态不同，超声能清晰分辨血管壁的三层结构，在早期发现尚未引起管腔狭窄的炎症浸润。某三甲医院统计显示，在疑似大动脉炎的病例中，血管超声的初诊符合率达 89%，其中 23% 的患者在血管壁增厚阶段即被检出，此时干预可有效避免管腔狭窄。对于经济困难患者，这项检查更显可贵——其费用仅为 CT 血管成像（CTA）的 1/10，却能提供 80% 以上的诊断信息。

从医患双重视角看，这项检查实现了效益最大化。患者无须禁食、无辐射暴露，检查后即刻获取报告；医生则能同步观察血管结构、血流动力学和周围组织关系，这种“三位一体”的评估模式，为鉴别多发大动脉炎、动脉粥样硬化、纤维肌发育不良等疾病提供关键依据。

5. 控制疾病的进展

多发大动脉炎的治疗旨在控制血管炎症及防止不可逆的器官损伤，原则是早期诊断、及时且积极地解除血管狭窄和/或闭塞，恢复远端肢体的血供，对治疗效果及预后非常重要。针对多发大动脉炎，现代医学已经形成了药物治疗为基础、介入和外科手术治疗为延伸的综合治疗体系。每位患者的治疗方案都需要根据炎症活动度、血管损伤程度以及全身状况“量体裁衣”。

在疾病早期或活动期，药物治疗是控制病情的核心手段。糖皮质激素作为“灭火先锋”，能快速抑制血管壁的炎症反应，缓解病情，预防急性缺血性并发症和长期损伤，可使60%~90%的患者症状得到缓解。但长期大剂量使用激素可能带来骨质疏松、血糖升高等副作用，因此医生会配合使用免疫抑制剂来分担治疗压力。免疫抑制剂可通过调节免疫系统功能，帮助维持病情的长期稳定。近年来，生物制剂如托珠单抗的出现为治疗增添了新选择，这类药物能精准阻断导致炎症的关键因子，特别适合对传统治疗反应不佳的患者。需要特别注意的是，药物治疗需要严格遵循医嘱，突然减停药物可能导致病情“死灰复燃”。50%~80%的患者在停药期间复发。

当药物治疗难以遏制病情进展，或血管病变已经引发严重并发症时，就需要考虑血管重建治疗。介入治疗因其微创特性成为首选方案，医生通过导管将球囊送入狭窄部位进行扩张，必要时植入支架撑开血管。这种方法尤为适合年轻患者，它能有效改善重要脏器供血，避免传统开胸手术的创伤。但介入治疗并非一劳永逸，植入支架后的血管可能再次出现狭窄，术后仍需密切监测。对于长段血管闭塞或合并动脉瘤的患者，外科手术仍是不可替代的治疗手段。血管旁路移植术如同在堵塞的血管旁修建“人工运河”，用人造血管或自体静脉建立新的血流通道。但手术时机的选择至关重要，急性炎症期贸然手术可能引发灾难性后果，通常需要等待病情稳定后再行干预。

无论采取何种治疗方式，长期管理都是守护健康的关键。患者需要定期进行血液检查、血管超声等监测，这就像给血管做“年度体检”。生活方式的调整同样重要，戒烟、控制血压、适度锻炼能显著降低血管负担。特别要警惕的是，即使症状缓解也不能擅自停药，突然停用激素可能导致病情反弹或恶化。妊娠期患者更需要多学科团队保驾护航，在控制病情与胎儿安全间寻找平衡点。

随着医学技术进步，多发大动脉炎的预后已显著改善。规范治疗下，多数患者可以恢复正常生活。但这个过程需要医患携手同行：医生制订科学方案，患者保持治疗依从性，共同应对这个可能伴随终生的慢性疾病。记住，早期诊断、规范治疗、定期随访是战胜疾病的三把金钥匙，血管健康需要持之以恒地精心呵护。

第九章

飞来横祸、致命之“伤”

——主动脉创伤

外力撕裂了主动脉，“生命之河”从裂缝决堤，患者即刻面临生死危机。

1. 凌晨遭遇车祸，一场与死神展开的生死较量

深夜的国道上，刺耳的撞击声划破长夜的寂静。一辆轿车与迎面而来的货车猛烈相撞，34 岁的李峰（化名）被卡在变形的驾驶室内，左侧身躯遭受重击。救护车呼啸而至，将他送往最近的医院。李峰面色惨白，左肩和心前区剧痛如刀割，每一次呼吸都仿佛被撕裂般难受。

当地医院的急诊科迅速为他进行主动脉 CT 血管成像（CTA），结果让所有人心头一沉——主动脉夹层，如同一颗随时会引爆的“血管炸弹”。主治医生语气凝重：“必须立刻转院！他的血压已经飙到 178/103（mmHg），血管随时可能破裂！”救护车再次疾驰，鸣笛声在夜色中的山谷回荡。

抵达心脏专科医院时，李峰的胸痛仍未缓解。尽管心率稳定在 63 次/分，但超高的血压仍在持续撕扯脆弱的血管壁。心血管外科团队火速集结，二次 CTA 检查揭示了更凶险的真相：夹层从主动脉弓延伸至腹主动脉，累及头臂干、左颈总动脉及左锁骨下动脉起始处，远端甚至波及右侧髂总动脉。复杂的 B 型主动脉夹层如同一条狰狞的裂痕，右肾动脉已由假腔供血，每一秒的拖延都意味着死神的逼近。

“破口在主动脉弓，升主动脉未受累，但远端范围太广！”主刀医生紧盯着影像图，语速飞快，“必须优先封闭近端破口，胸主动脉覆膜支架植入是唯一选择。左锁骨下动脉可能需要开窗或烟囱支架，远端二期再处理！”方案敲

定，手术医师、麻醉医师、体外循环医师，以及手术室护士瞬间进入备战状态，手术室内忙而不乱。

无影灯下，导管在血管中精准穿行。覆膜支架被缓缓送入主动脉弓，医生屏息凝神调整位置，直至破口被完全覆盖。汗水浸透了厚重铅衣内的手术衣，监护仪上心脏的每一次异常跳动都牵动人心。数小时后，支架顺利释放，血流重回真腔。左锁骨下动脉也通过烟囱支架技术保住了供血。

术后，李峰被送入重症监护室。最初几日，他虚弱得无法抬头，但血压逐渐稳定，胸痛一点点消退。医护人员日夜监测他的生命体征，康复师辅助他进行适度的康复活动。一周后，李峰已能缓慢行走，原本苍白的脸上泛起血色。出院那天，他望向窗外的阳光，声音哽咽："我以为自己撑不过来了，是你们把我从鬼门关上又拉了回来。"

但另一位患者却没有被幸运女神眷顾。

多年前，王大夫在急诊值夜班，急诊的夜班不似其他科室，永远都在忙碌，医护人员行动迅速而快捷，生怕错失救治患者的最佳时机。但那天的急诊一开始却有些轻松，就在小王暗自庆幸时，突然救护车的鸣笛声打破了急诊室的安静。从救护车上推出来一位年纪很大的老人，额部不规则裂口在不停地流血，鲜红的血液淌在花白的头发上显得格外刺眼。老人面容痛苦，但神智尚清楚，一番询问下得知老人在回家的路上发生了车祸。对老人进行身体检查发现，左胸壁有明显压痛，可及骨擦感，左背侧呼吸音低下，脉搏氧饱和度（SpO_2）92%，血压 95/56 mmHg，心率 109 次/分，左肩呈“方肩”畸形活动受限。左侧胸穿刺出不凝血液，立即行胸腔闭式引流（引出 450 mL 新鲜血液），血氧饱和度升至 98%。床旁胸片提示左侧多发肋骨骨折（3~7 后肋），上纵隔增宽，左肩关节脱位。随即老人被收住急诊 ICU 予以补液、止血、抗炎治疗，血压保持在 110/70 mmHg 左右。因高度怀疑胸主动脉损伤，待行胸部 CT 血管成像（CTA）检查。但入 ICU 1 小时后，患者突发左胸背部剧烈疼痛、大汗淋漓、烦躁不安，入 ICU 后新引出 150 mL 新鲜血液。8 分钟后患者突发抽搐、自主呼吸消失、瞳孔散大不规则、血压迅速监测不到、心率降至 45 次/分，ICU 的主管医生立即予以气管插管、呼吸机控制呼吸，静脉注射肾上腺素 1 mg。但此时心电监护提示心室颤动，随即心电活动消失，医生迅速行胸外按压和反复静脉给予肾上腺素。7 分钟后开胸心脏按压，发现心脏空虚，给予快速多条静脉通路输液、输血，2 分钟后恢复窦性心律。同时进行床旁扩大开胸探查：左侧胸壁淤血，多发后肋骨折，胸腔积血不多，从升主动脉根部起包括主动脉弓至降主动脉横膈上巨大血肿。术中血压始终难以回升，反复出现心搏停止，手术持续 40 分钟后心搏最终未能恢复，医生宣布患者抢救无效死亡。

术后参与抢救的医生对该患者的情况进行了复盘讨论，患者曾出现了非常典型的主动脉夹层临床表现（突发剧烈疼痛和迅速的休克），并且手术探查也明确有主动脉夹层形成，明确了患者是因车祸导致创伤性主动脉损伤引起的主动脉夹层。参与抢救的所有医生已经尽了最大的努力，却还是没有将患者从死神的手里夺回来，主动脉创伤的凶险程度可见一斑。

2. 主动脉创伤——急中之急，重中之重

国家统计局官网显示，2022 年我国交通事故死亡人数高达 61 703 人，受伤人数约 25 万人，平均每七分钟有一人因车祸死亡，每一分半钟就有人因车祸而受伤。在各种车祸所致外伤中，最凶险的就是主动脉创伤，占致命性胸部外伤的 10%~20%，其中 80%~90% 的患者会因为不可控制的大量活动性出血当场死亡，10%~20% 患者虽然只是限制性出血，但 24 小时内死亡率高达 50%。

除交通伤外，任何导致高速运动的人体突然减速的行为都是主动脉损伤发生的原因，比如，高处坠落伤、钝物击打伤等都有可能造成包括主动脉离断（最为严重）、急性主动脉破裂、假性动脉瘤、主动脉夹层、壁内血肿等在内的主动脉损伤。

主动脉减速伤的发生与人体剧烈运动时的惯性作用密切相关，这种特殊类型的创伤常出现在车祸撞击、高空坠落等

突发意外中。当人体处于高速运动状态时，身体各个部位的运动惯性存在显著差异，这种差异在突然减速的瞬间就会转化为破坏性的力学效应。尤其值得关注的是主动脉这条生命主干道，其特殊的解剖结构使它在减速过程中成为“重灾区”。

人体主动脉并非均匀分布的管道，不同节段的固定程度差异显著。降主动脉通过动脉韧带牢牢固定在脊柱前方，这个韧带就像给血管装上了安全扣，使得降主动脉的位置相对固定。而与之相连的主动脉弓和升主动脉则处于“自由活动”状态，它们与心脏共同构成一个相对可移动的系统。这种固定与活动的交界处——解剖学上称为主动脉峡部（位于左锁骨下动脉起始部至动脉韧带之间）——就成为力学应力最集中的危险区域。

当高速运动的人体突然遭遇刹车、碰撞等减速时，身体各部位的减速幅度出现巨大落差。心脏和主动脉弓在惯性作用下继续向前冲撞，而相对固定的降主动脉会迅速驻停。这种瞬间形成的速度差会在主动脉峡部产生巨大的剪切力，就像用力拉扯一根两端固定方式不同的橡胶管，最终导致管壁在最薄弱处撕裂。临床统计显示，约 90% 的主动脉减速伤都集中在这个“危险三角区”。

在极端情况下，剪切力可能直接将主动脉完全撕裂，形成横断伤。这种致命损伤往往导致瞬间大出血，患者常因失血性休克在数分钟内死亡。若撕裂口较小，出血可能被周围纵隔组织暂时包裹，形成搏动性血肿——这就是医学上所说的假性动脉瘤。这种病变就像一颗定时炸弹，随时可能因血压波动导致二次破裂。

除了肉眼可见的血管断裂，减速伤还可能造成更为隐匿的内膜损伤。当强大的剪切力作用于血管壁时，可能仅撕裂内膜层而不穿透全层，这时血液就会在内膜与中膜之间形成夹层分离。这种主动脉夹层分离会像剥洋葱般将血管壁层层分离，形成真假两个腔道。若不及时处理，夹层可能向近心端扩展危及升主动脉，或向远端延伸影响腹腔脏器供血。

而且，主动脉减速伤往往不是孤立的损伤。由于产生这种创伤需要极大的动能，患者通常合并多系统损伤。胸骨与脊柱的剧烈挤压可能造成肋骨骨折，折断的骨茬可能刺破肺组织形成气胸；方向盘撞击可能引发心脏钝挫伤，影响心肌收缩功能；巨大的冲击波还可能造成肝脾等腹腔脏器的震荡性损伤。这些合并损伤不仅增加了诊断难度，更会形成“损伤叠加效应”，显著增加救治难度。

从生物力学角度分析，人体在遭遇高速减速时，心脏这个“泵血器官”（质量约300克）会产生惊人的惯性冲击力。有研究显示，在时速50公里的车祸中，心脏对胸腔的冲击力可达自身质量的2 000倍。这种力量通过主动脉弓传导至固定段，使得峡部承受的压强瞬间超过血管壁的耐受极限。加之主动脉本身存在动脉粥样硬化等基础病变导致血管弹性下降时，会进一步增加破裂风险。

主动脉创伤如此凶险，是否意味着一旦发生主动脉损伤，患者的性命就回天乏术？

其实不然，依据损伤程度，创伤性主动脉创伤可分为四级：Ⅰ级为内膜撕裂；Ⅱ级为出现壁间血肿；Ⅲ级为三层膜结构均破裂，外围由结缔组织包裹，形成假性动脉瘤；Ⅳ级为主动脉完全破裂。其中，前三级为限制性出血；第Ⅳ级为非限制性出血，患者病情危重，绝大多数当场死亡。

但随着医疗技术的发展，主动脉创伤抢救成功的病例也在增加。

21 岁的晓晓在骑电动车时被机动车撞伤，胸部受到撞击。受伤后，她胸口出现剧烈疼痛，在医院急诊科被确诊为车祸导致主动脉形成动脉瘤，且夹层已有破裂。经检查，她的左胸有大量胸腔积液，左侧多条肋骨骨折。主动脉弓结构不清晰，是外伤致主动脉破裂。医生为她进行了手术，紧急在胸主动脉植入两枚支架，成功封堵破口。术后，晓晓被转入 ICU 进行输血、扩容及支持治疗，顺利度过危险期。

在日本群马县涩川市，一名45岁的男子走在人行道上，突然被一辆行驶中的翻斗卡车脱落的直径 105 厘米的轮胎击中。这导致他心脏主动脉内膜撕裂，引发主动脉夹层。他的父亲援引医生的话称，如果血管破口再大一点，就会当场死亡。

主动脉创伤早期、快速、准确地诊断并及时干预是抢救患者生命的根本途径。但在临床实践中，早期识别主动脉创伤仍较困难。鉴于主动脉创伤有明确创伤史，因此有严重交通伤、高处坠落伤等胸腹部高能钝性伤、减速伤病史的幸存患者均需尽快转运至高级别创伤中心。外伤患者如果合并剧烈的胸背痛、失血性休克、呼吸困难、窒息，合并肋骨、四肢及脊柱骨折，或有肺挫伤、颅脑损伤、腹腔内脏损伤、食管和心脏损伤等相应临床表现时，应当高度警惕主动脉损伤，通过多学科会诊及时诊断并干预。

一旦怀疑主动脉损伤，应及时开通“绿色通道”，进行相关检查。

当前有 4 种常用的诊断技术单独或联合应用于主动脉创伤患者的诊断，即主动脉造影、CT 血管成像（CTA）、经食管超声心动图和 MRI，过去常规的主动脉造影被视为诊断主动脉创伤的标准检查方法，然而胸部 CTA 因其具有快速、简单又可同时诊断胸腔内其他部位的损伤等优点，逐渐成为有效的检查和确诊方法。2000 年制定的《美国东部创伤外科学会（EAST）实践管理指南》中，专家组推荐胸部 CTA 扫描作为主动脉创伤患者筛查和诊断手段。只有当 CTA 扫描不能确定主动脉创伤时才采用血管造影检查。2014 版指南制定时，对该两种检查方法的特异度和灵敏度建立模型分析发现，胸部 CTA 扫描和主动脉造影均具有相似且较高的灵敏度（>95%），但胸部 CTA 检查更能发现一些微小的主动脉创伤，这是主动脉造影不能发现的。此外，CTA 扫描还可同时对身体其他部位的损伤进行检查，特别是对预期行腔内修复的患者可测量主动脉直径和病变范围，以利于选择合适尺寸的支架和人工血管。因此，美国东部创伤外科学会专家组强烈推荐胸部CTA扫描作为疑诊主动脉创伤患者的首选检查方式。

3. 争分夺秒——创伤性主动脉损伤的治疗

主动脉损伤的患者随时可能因为大出血而失去生命，对创伤性主动脉损伤的治疗，一定要争分夺秒！

创伤性主动脉损伤的治疗总结为3条原则：①以迅速简便、有效且损伤较小的应急措施或救命手术，处理致命性创伤，采用简便方法先处理非限制性出血；②争取时间进一步复苏和计划分期手术，处理非致命性创伤；③主动脉损伤一经明确诊断，应将腔内修复治疗放在第一位，再处理其他合并损伤。

主动脉创伤的治疗手段也随着医疗技术的改进而不断进步。长期以来，开放手术修复主动脉被视作主动脉创伤治疗的标准方法，1995年Kato等医生报道了首例胸主动脉腔内修复（TEVAR）病例，随着微创治疗技术与腔内介入器械的发展，开放手术这一标准方法的地位越来越受到挑战。研究表明，2007年腔内治疗钝性创伤性主动脉损伤的病例占65%，而在1997年这一领域的腔内治疗为零。专家经过大量研究发现，TEVAR 的总体病死率较低，且在降低脑卒中、脊髓缺血及肾功能衰竭等方面均具有显著的优势，而开放手术还具有较高的移植物和肺部感染率。因此在 2011 年的美国血管外科学会发布的《临床实践指南：钝性胸主动脉损伤的治疗》中推荐 TEVAR 作为主动脉创伤的首选治疗方式。

但如何妥善处理主动脉创伤患者合并多发伤之间的优先缓急次序，仍是挑战。通过大量的临床实践总结，目前普遍认为主动脉创伤Ⅰ、Ⅱ级患者可选择非手术治疗，但需定期复查 CTA；血流动力学稳定的Ⅲ、Ⅳ级患者应紧急修复主动脉；血流动力学不稳定者，应优先处理致命伤情而延期修复主动脉。

创伤性主动脉损伤如此凶险，我们能做的就是尽量避免它的发生。日常行车中一定要系好安全带，电动车骑行者更应该小心驾驶，戴好安全帽，遵守交通规则。如果发生车祸、外伤后剧烈胸痛，应及时去有救治能力的正规医院救治。

第十章

堵塞的血管主干道

——主动脉闭塞综合征

被骤然堵塞的“生命主干道”，如断流之河，远端组织危在旦夕。

1. 生命的转机

在繁华都市的一角，有一家忙碌的医院。这天，急救车的呼啸声打破了医院的宁静，一位名叫王强（化名）的中年男子被紧急送了进来。

王强面容痛苦，捂着左腿不停地呻吟。他的家人焦急地跟在一旁，眼里满是担忧。负责接诊的张医生迅速对王强进行检查。王强不仅左腿疼痛麻木，还出现了间歇性跛行，走一段路就得停下来休息，而且股动脉搏动微弱。结合一系列症状和检查结果，张医生判断王强患上了主动脉闭塞综合征。

“从目前的情况看，王强的病情比较复杂。药物治疗可以在一定程度上缓解症状，但可能无法从根本上解决问题。”一位医生说道。

“介入治疗是个不错的选择，通过导管将药物和支架送入闭塞的主动脉部位，创伤小，恢复快。”另一位医生提议。

“但王强是否满足介入治疗的指征还需要进一步评估。如果不行，可能就得考虑手术治疗，但手术风险相对较大。”又有医生补充道。

经过激烈的讨论，医疗团队最终决定先采用药物治疗稳定王强的病情，同时对他的身体进行全面评估，为介入治疗作准备。如果介入治疗不可行，再考虑手术治疗。

在药物的作用下，王强的疼痛稍有缓解，但病情依然不容乐观。经过详细的评估，医疗团队认为王强可以进行介入治疗。

介入治疗室内，气氛紧张而严肃。医生们熟练地操作着各种仪器，通过导管将药物和支架送入闭塞的主动脉部位。经过几个小时的努力，手术取得了成功。

术后，王强被送回病房。一开始，王强还有些虚弱，但在医护人员的悉心照料下，他的状态逐渐好转。随着时间的推移，王强能明显感觉到左腿的疼痛和麻木在减轻。他开始尝试着慢慢活动腿部，从在床上适当挪动到可以下地站立一小会儿。经过一段时间的康复训练，王强的身体恢复得越来越好。间歇性跛行的症状消失了，他不再需要一瘸一拐地走路，股动脉的搏动变得规律而有力。王强的脸上重新露出了笑容，他的家人也满心欢喜。

在家人和医护人员的陪伴下，王强一天天康复起来。出院那天，他紧紧握住张医生的手，感激之情溢于言表："谢谢你们给了我第二次生命，让我重新找回了生活的希望。"张医生微笑着说："这是我们应该做的，看到你康复，我们也很开心。"

这场与主动脉闭塞综合征的较量，以患者的康复而告一段落。而医院里的医护人员们，又将继续努力为更多的患者带来生命的希望。

2. 当生命的主干道被封锁——认识主动脉闭塞综合征

人体的血管网络遍布全身，就像四通八达的城市道路一般，将氧气和营养物质通过血液输送到身体所有的脏器、组织和细胞中，并带走机体新陈代谢产生的废物和二氧化碳等，这些畅通的血管“道路”为人体“城市”的正常运转奠定了基础。

然而，随着血管的老化及各种因素如动脉硬化、血栓、炎症或是免疫因素等“危险分子”的存在，难免会导致血管“道路”的狭窄或是堵塞，这会造成不可估量的后果，甚至成为“致命”的一击！例如当为心脏提供氧气和营养物质的冠状动脉堵塞时，会发生我们非常熟悉的“心肌梗死”，而为大脑提供氧气和营养物质的脑动脉堵塞后，便表现出常见的“脑梗死”。

作为人体动脉的最大主干道，主动脉同样也会发生堵塞。当主动脉末端栓塞或血栓导致腹主动脉分叉处闭塞，远端的血液供应就会受阻，从而引起一系列缺血缺氧的症状。尤其是急性主动脉闭塞，会引起下肢脉搏消失，皮肤苍白，温度下降和坏疽等一系列病征，如不及时治疗死亡率极高，我们称这类疾病为“主动脉闭塞综合征”。

人类发现并研究主动脉闭塞综合征这一疾病经历了较长的历史过程。英国解剖学家、外科医生 John Hunter 在 18 世纪末最早发现主动脉分叉处的动脉闭塞性疾病，这是人类对该类疾病认识的开端。但当时对主动脉闭塞综合征的认识还处于较为初级的阶段，对该疾病的理解和诊断都相对有限。1923 年，Leriche 首先提出用手术治疗方式缓解继发于主髂动脉病变的缺血症状，并观察到一组男性患者的缺血症状，包括双侧下肢间歇性跛行、股动脉搏动减弱或消失、性功能障碍等，后来这组症状被称为 Leriche 综合征。这一发现使得人们对主动脉闭塞相关的症状有了更系统的认识，为后续的研究和诊断提供了重要的参考资料。随着医学技术的不断发展，对主动脉闭塞综合征的研究逐渐深入，人们开始认识到该疾病的发病原因主要是动脉硬化、动脉瘤、创伤、肿瘤或异物损害血管壁等。并且了解到其临床表现除了 Leriche 最初提出的症状，还可能出现下肢静息痛、组织坏死、缺血性神经病变等。

3. 你的血管正在悄悄“罢工”——主动脉闭塞

主动脉闭塞分为急性闭塞和慢性闭塞两种。

在急诊室接诊的主动脉闭塞患者中，超过半数是急性发作。这种突然发生的血管灾难，最常见的“肇事者”是来势汹汹的血栓。想象一下，某天心脏内形成的血栓随着心脏的搏动突然脱落，就像山体滑坡的巨石，顺着血流冲入主动脉，并随着血液流至外周动脉，包括颈动脉、脑动脉、肾动脉、四肢动脉等。当这个直径可能超过 1 厘米的“巨石”卡在腹主动脉末端分叉处（骑跨栓）时，便会使两侧髂总动脉的血液供应阻断，造成双下肢乃至下腹部急性缺血（图 10-1）。而这类患者往往有房颤病史，心脏不规律的跳动让血液在左心房形成漩涡，进而逐渐凝结成危险的血栓。

另一种急性闭塞的“元凶”是血管自身的病变。长期的高血压、动脉硬化患者，他们的主动脉壁就像年久失修的橡胶管，可能在某次剧烈活动或情绪激动时突然撕裂，形成主动脉夹层。当撕裂的血管内膜像窗帘一样飘动，完全堵住血管腔时，就会造成灾难性的缺血。

与急性发作的惊心动魄不同，慢性主动脉闭塞更像一场无声的持久战。动脉粥样硬化是这场战争的主要推手。在高血压、高血糖、高脂血症的“三重奏”作用下，血管内皮逐渐出现细微损伤。血液中的低密度脂蛋白胆固醇像细沙一样渗入血管壁，引发慢性炎症反应。经过数年甚至数十年的积累，这些脂质沉积形成坚硬的斑块，使原本光滑的血管内壁变得凹凸不平。

随着斑块体积的增大，血管腔就像被淤泥堵塞的河道，血流逐渐变得缓慢而艰难。机体会启动代偿机制，试图通过侧支循环维持远端组织的血液供应。当斑块体积占据血管腔 70% 以上时，即便是静息状态下的血流也难以满足需求。更危险的是，这些斑块表面可能发生钙化，变得脆弱易碎。一旦斑块破裂，暴露的脂质核心会立即激活凝血系统，在原

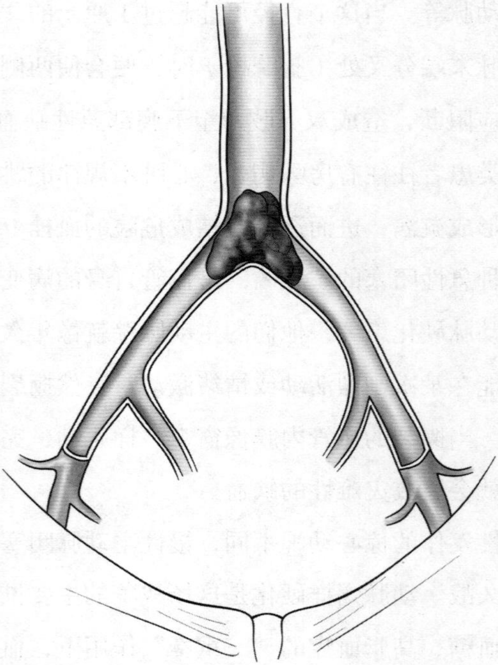

图 10-1 腹主动脉分叉处骑跨性血栓示意图

有狭窄的基础上形成血栓，使不完全闭塞转为完全闭塞。

无论急性还是慢性闭塞，最终都会引发连锁反应。远端组织缺血超过 6 小时就会发生不可逆损伤，肌肉细胞开始坏死，释放的肌红蛋白可能引发急性肾衰竭。肠道缺血会导致黏膜屏障破坏，细菌和内毒素进入血液循环。更危险的是，大面积的组织坏死会引发全身炎症风暴，导致多器官功能衰竭。

值得警惕的是，慢性闭塞患者由于侧支循环的代偿，可能在很长时间内没有明显症状。但当他们突然出现剧烈腹痛、下肢麻木时，往往提示侧支循环已经失代偿，病情进入危重阶段。这种“温水煮青蛙”式的病程进展，常常让患者错失最佳治疗时机。

主动脉闭塞综合征的临床表现根据病程急缓可分为急性与慢性两大类，其症状差异显著。急性主动脉闭塞综合征多由血栓脱落或动脉栓塞引起，起病急骤且凶险，患者常以突发双下肢剧烈持续性疼痛为主诉就医。这种疼痛初始位于大腿根部或臀部，迅速向小腿及足部蔓延，常被描述为“刀割样”或“撕裂样”，即使调整体位也无法缓解。随着缺血进展，下肢皮肤在数小时内出现特征性改变：原本红润的肤色逐渐转为大理石样苍白，皮肤温度明显低于躯干部位，触诊时可感知皮温骤降的“冷感分界线”。此时检查下肢动脉搏动会发现股动脉、腘动脉及足背动脉完全消失，这与主动脉主干血流中断直接相关。部分患者早期可能保留微弱的动脉搏动，但随着侧支循环代偿失败，数小时后脉搏将完全消失。这些症状我们称之为“5P 征”——双下肢持续性疼痛（pain），同时伴有下肢苍白（pallor）、无脉（pulselessness）、感觉异常（paresthesia）和运动异常（paralysis）。

在急性主动脉闭塞综合征病程中，感觉异常通常在疼痛后 2~4 小时显现，患者主诉足部出现持续性麻木或针刺感，严重者甚至出现袜套样感觉缺失。若未及时开通堵塞的血管，病情将急剧恶化。在发病 6~12 小时内，肌肉组织因完全缺血发生不可逆坏死，大量肌红蛋白释放入血可导致肾小管堵塞，引发急性肾损伤。12~20 小时后，神经组织因缺氧发生髓鞘崩解和轴突变性，此时即便恢复血流也难以逆转神经功能损伤。24~48 小时皮肤层逐渐坏死，初期表现为青紫色瘀斑，随后形成边界清晰的黑褐色焦痂，病变肢体因组织脱水而干枯皱缩，最终发展为干性坏疽。这种组织坏死具有蔓延特性，可能从足趾向近端扩展，严重者需截肢以阻止坏死范围扩大。更危险的是，坏死组织继发细菌感染可诱发湿性坏疽，释放的毒素和炎症介质，这些可引发全身中毒反应，表现为高热、意识障碍、多器官衰竭，病人甚至会因脓毒血症而死亡。部分患者还会出现全身应激反应，如冷汗、心率加快、血压波动等，这些表现提示机体正动员全身代偿机制对抗急性缺血危机。

与急性型形成鲜明对比，慢性主动脉闭塞综合征多由动脉粥样硬化斑块逐渐阻塞管腔所致，病程可达数月甚至数年。患者初期仅表现为间歇性跛行，行走时出现臀部或大腿肌肉酸痛，休息数分钟后缓解。这种“行走-疼痛-休息-缓解”的循环模式与肌肉代谢需求增加而血供不足相关。

随着狭窄程度加重，静息状态下也会出现下肢持续性钝痛，夜间尤甚，患者常需下垂肢体或持续踱步来缓解症状。长期慢性缺血引发特征性皮肤改变：下肢皮肤干燥脱屑，毛发稀疏脱落，趾甲增厚变形。触诊可发现患肢皮温较健侧降低，但不同于急性型的突发性冰冷，这种温度差异呈渐进性发展。动脉搏动减弱是本病的另一重要体征，但不同于急性型的完全消失，慢性型患者常可触及动脉微弱搏动，特别是在侧支循环建立较好的个体中。部分患者还可观察到肌肉萎缩，尤以小腿三头肌为著，这与长期运动耐量下降及营养供应不足有关。

两种类型在体征演变上存在本质差异：急性闭塞时“5P 征”通常在 6 小时内完全显现，其中运动障碍的出现预示着不可逆损伤；而慢性型患者即使出现静息痛，仍可能保留部分运动功能。此外，急性型常伴发全身性反应如冷汗、心动过速等应激表现，慢性型则更多出现代偿性改变，如皮肤溃疡多位于足趾末端而非足跟，提示缺血性损害从远端向近端发展的特点。正确识别这些临床表现差异，对及时判断病情进展及制订干预策略具有重要意义。

主动脉闭塞综合征的诊断是一场与时间赛跑的医学挑战。当患者突发双下肢剧烈疼痛、皮肤苍白冰冷且股动脉搏动消失时，医生须立即警惕主动脉血流中断的可能。这类患者往往像被突然抽走了生命力，下肢从髋部到足尖呈现“阶梯式”温度下降，皮肤从苍白逐渐发展为青紫甚至花斑，肌肉僵硬如石，触诊时股动脉、腘动脉的搏动如同停摆的时钟——这些体征是主动脉闭塞的典型预警信号（图 10–2）。

诊断的第一步始于对症状的精确解读。患者可能因栓塞（如心脏血栓脱落）或动脉硬化斑块破裂导致急性闭塞，前者常以“突发剧痛”为特征，后者则可能合并慢性下肢缺血史。医生会快速追问病史：是否有房颤、动脉硬化或近期介入手术；是否在腹痛后出现下肢症状（提示血栓骑跨腹主动脉分叉处）；这些信息能帮助区分栓塞性与血栓性闭塞。查体时，医生会用双手同时触摸双侧股动脉，若一侧搏动显著减弱或消失，结合腹部听诊发现的血管杂音，往往能将问题锁定在腹主动脉段。

影像学检查是确诊的关键。床旁多普勒超声能快速捕捉血流信号的中断点，像探照灯般定位闭塞位置。当超声显示腹主动脉分叉处血流“戛然而止”，而肾动脉水平血流正常时，提示经典的主髂动脉“鞍形栓塞”。为进一步明确病变细节，CT 血管成像（CTA）可三维重建血管影像，不仅能显示闭塞段的精确长度和形态，还能发现动脉壁钙化、夹层内膜瓣或潜在的动脉瘤。对于肾功能受损者，磁共振血管成像（MRA）以无创方式呈现血管树，避免造影剂加重肾损伤。

鉴别诊断需拨开重重迷雾。深静脉血栓形成的下肢虽同样疼痛，但表现为肿胀发热而非苍白冰冷；坐骨神经痛虽有放射性疼痛，但足背动脉搏动依然有力；腹主动脉瘤破裂则伴随休克和腹部搏动性包块。特殊情况下，主动脉夹层累及髂动脉时可能与闭塞表现相似，但 CTA 影像上可见特征性的真假腔分隔。此外，慢性主髂动脉闭塞患者可能表现为“臀肌跛行”——行走时臀部酸痛需坐下休息，这是因臀肌缺血引发的独特信号。

诊断过程中，医生如同破解密码的侦探。年轻患者突发症状需重点排查心脏源性栓塞；长期吸烟同时有高血压的老年患者，则更倾向动脉硬化性闭塞。当患者下肢症状伴有新发腰腹痛时，要警惕主动脉夹层向下撕裂的可能。在急诊室，指尖血乳酸检测能快速评估缺血严重程度：乳酸值

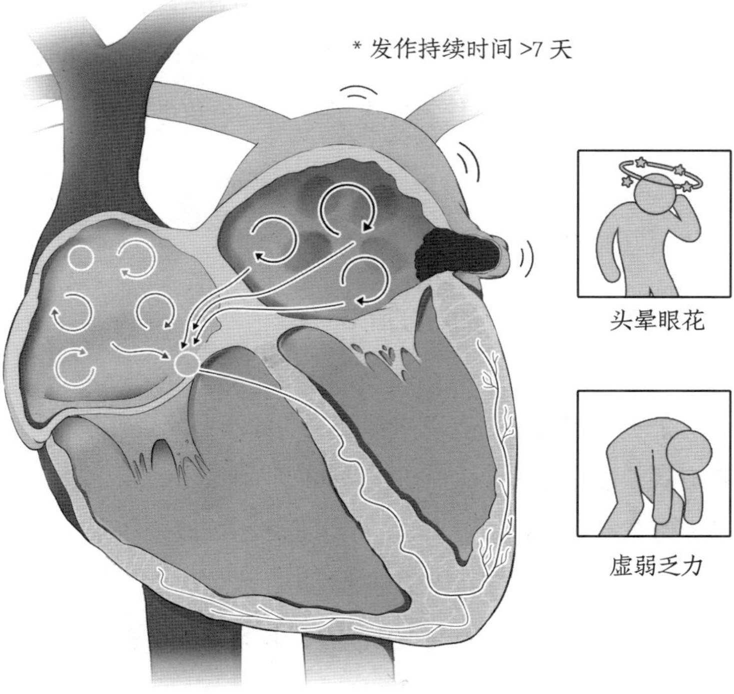

图 10-2 左心耳血栓脱落导致急性主动脉闭塞

持续性心房颤动的患者，左心房，特别是左心耳可能形成血栓。如果血栓脱落，较大的血栓可能骑跨于腹主动脉分叉处，导致急性主动脉闭塞

超过 4 mmol/L 提示肌肉坏死已启动，这是决定手术时机的关键指标。

准确的诊断依赖症状、体征与影像证据的精密契合。从患者踏进诊室那刻起，医生就在收集每一处细节：皮肤颜色的渐变图谱、脉搏消失的解剖边界、影像中的血流断点……这些信息交织成网，让主动脉闭塞的真相无处遁形。完全性主动脉闭塞未经治疗时，截肢率在 6 小时内可达 50%，而每延迟 1 小时，死亡率就攀升 5%，及时识别不仅能挽救肢体，更是在与死神争夺生机，这正是精准诊断的价值所在。

4. 血管“大堵塞”的治疗指南

手术重建血流一直以来都是主动脉闭塞综合征最常用、最有效的治疗方法。从最初的动脉内膜剥脱术，到后来的人造血管替换和旁路移植术等，手术技术不断改进和完善。近年来，随着腔内治疗技术的迅速发展，血管腔内治疗也成了治疗主动脉闭塞综合征的重要手段，具有创伤小、患者恢复快等优点。

急性腹主动脉闭塞起病急、症状重、进展快、死亡率高，危及患者的肢体和生命，临床统计病死率 50% 以上，因此一旦确诊，应在 12 小时内紧急进行双侧股动脉切开取栓手术或介入治疗，如经导管内溶栓、球囊扩张及支架置入术。

如错过最佳手术时机，出现双下肢广泛肌肉坏死、坏疽，则应在取栓后及时截肢，否则可因为坏死组织的代谢产物入血，而致患者肾功能衰竭甚至多脏器功能衰竭而死亡，其中肌病肾病代谢综合征，是造成患者死亡的主要原因。

在动脉硬化基础上血栓形成所致腹主动脉闭塞，单纯取栓通常效果不佳，可加用人工血管转流手术，如腹主动脉-双股动脉转流术或腋动脉-双股动脉转流术。

2019 年 5 月的一天，一辆急救车呼啸而至，送来一位“特殊”的患者——69 岁的刘大爷近 3 天头痛剧烈且视物模糊来院急救。他既往有 10 年的活动后双下肢麻木病史，伴进行性高血压 6 年。入院后检查发现刘大爷的血压很高：上肢血压 220/110 mmHg，下肢血压测不出，双股动脉搏动微弱，双足背动脉搏动微弱，口服降压药物基本没有效果。急查 CTA 显示腹主动脉在双侧肾动脉水平上方、肠系膜上动脉开口水平下方、双侧肾动脉开口闭塞，肠系膜上动脉开口重度狭窄，双侧肾动脉、肠系膜上动脉及双下肢由腹腔动脉侧支循环供血，可见明显的 Riolan 弓（Riolan 动脉弓的概念最早由法国解剖学家 Jean Riolan 于 1965 年提出，是指连接肠系膜上动脉与肠系膜下动脉的重要侧支循环动脉，多由中结肠动脉左支或副结肠中动脉与左结肠动脉升支吻合形成），主动脉弓、胸主动脉及主动脉弓上各分支动脉形态正常。双下肢踝肱指数[1]为 0.50（正常值范围 0.9~1.3）。初步诊断为大动脉炎及其引起的多发性动脉闭塞。

入院 13 天后医生决定为刘大爷施行手术，手术的目的是重建狭窄或阻塞血管的血运保护重要脏器功能。外科手术应避免在病变活动期进行，宜先行内科治疗，待病情稳定至少 2 个月后再考虑手术。但刘大爷伴恶性进行性高血压且眼底充血导致视物模糊，药物治疗无效，并且，由于主动脉长段闭塞，单纯药物或介入治疗均无法处理此严重病变。这种情况下，须尽早行手术治疗，避免恶性高血压导致严重并发症。值得庆幸的是，刘大爷术前反复检查红细胞沉降率及 C 反应蛋白等指标均正常，故可以手术治疗。经腹正中切口，尽量减少对扩张的腹壁上、下动脉及其侧支的损伤。

术后刘大爷头痛明显好转，血压由术前的 220/110 mmHg

---

1 踝肱指数（ankle brachial index，ABI）是血管外科最常用、最简单的一种检查指标，通过测量踝部胫后动脉或胫前动脉以及肱动脉的收缩压，得到踝部动脉压与肱动脉压之间的比值。正常人休息时踝肱指数的范围为 0.9~1.3。ABI 早期主要用于检测下肢外周动脉疾病，ABI≤0.9 对诊断下肢外周动脉疾病等敏感性和特异性分别是 95%、99%，这一标准被认为是诊断下肢外周动脉疾病最佳无创指标。同时，ABI 降低是心脑血管事件的独立危险因素，也是总死亡率和心血管死亡率等强预测因子。所以，ABI 不仅可以用于诊断下肢外周动脉疾病，还可用于动脉粥样硬化性疾病等危险分层，具有重要临床应用价值。

降至 160/100 mmHg，双下肢踝肱指数由 0.50 升至 1.19。术后 2 周复查 CTA 显示人工血管通畅，术后 3 个月复查彩超示人工血管通畅，血压在（140~150）/（80~95）mmHg 间波动，双眼视力 1.0 左右，已恢复正常生活。

5. 预防从日常做起

健康饮食：少吃油腻食物，像油炸食品、肥肉等尽量少吃，因为这些食物脂肪含量较高，增加血管堵塞的风险。多吃蔬菜水果：水果蔬菜富含维生素、矿物质和膳食纤维，对血管健康很有好处。比如苹果、橙子、菠菜等。

适度定期进行运动：坚持日常活动，不要总是坐着或躺着，每天尽量多走走，比如步行去上班、爬楼梯、饭后散步等。这样能让身体的血液循环更顺畅，减少血管堵塞的可能。可以选择适合自己的运动方式，如跑步、游泳、骑自行车等。每周进行几次，每次运动半小时以上，增强身体的活力和血管的弹性。

戒烟限酒：国家卫生健康委发布的《中国吸烟危害健康报告 2020》中指出："吸烟会损伤血管内皮功能，导致动脉粥样硬化改变，使血管腔变窄，动脉血流受阻，引发各种心脑血管疾病。"喝酒也要适量，喝多了对身体不好。

控制血压血糖血脂：如果有高血压、高血糖、高血脂症等问题，一定要按照医生的要求吃药控制，定期检查。这些问题会让血管受损，更容易发生堵塞。

避免熬夜：保证充足的睡眠，让身体得到充分的休息，这样血管也能更好地工作。

注意保暖：尤其是冬天，不要让身体受寒。寒冷会让血管收缩，可能导致血管堵塞。

减轻压力：学会放松自己，避免过度紧张和焦虑。压力大也会影响血管的健康，可以通过听音乐、做瑜伽、和朋友聊天等方式来缓解压力。

第十一章

被“束缚”的主动脉

——主动脉缩窄

本应通畅的主动脉，在某处骤然缩窄，形成阻碍血流的“瓶颈”。

1. 大夫，为什么我儿子腿上总没劲儿呢

医院的儿科诊室，一位父亲紧握着儿子的手，眼神里写满焦虑。九岁的男孩小宇缩在父亲身后，瘦小的身躯与同龄孩子相比格外单薄。父亲声音沙哑地描述："孩子从小就比人瘦弱，跑几步就喊累，体育总不及格……最近连话都少了，总一个人待着。"

接诊的李医生蹲下身，轻声询问小宇的感受。查体时，听诊器刚贴上小宇的胸口，李医生的眉头便微微皱起——胸骨左缘和左背部传来清晰的收缩期杂音。测量血压时，双侧上肢的数值达到 130/85 mmHg，远超同龄儿童正常血压标准。"孩子的腿是不是经常没力气？"李医生问道。父亲连连点头："是啊！走几步路就蹲下歇着，说腿像灌了铅。"

触诊双侧股动脉时，李医生发现搏动微弱，足背动脉几乎摸不到。他转向一脸茫然的父亲解释道："孩子的上、下肢血压差异明显，股动脉供血不足，怀疑是主动脉缩窄，一种先天性血管畸形。"父亲急切追问："先天性？可之前体检都没发现过啊！"李医生耐心回答："轻度的缩窄可能在早期没有明显症状，但随着孩子成长，心脏负荷增加，问题才会逐渐显现。"

为验证诊断，李医生安排了四肢血压测量。结果显示，小宇的上肢血压持续偏高，下肢却明显低于正常值。父亲忧心忡忡地翻着检查单："这病会影响心脏吗？孩子以后还

能正常运动吗？”李医生安抚道：“只要及时治疗，恢复的可能性很大。”随后的心脏血管超声检查和CT血管成像（CTA）检查证实了诊断——主动脉弓降部一处狭窄清晰可见，确诊为主动脉缩窄。

诊室里，李医生用示意图详细解释：“主动脉是身体的主血管，主动脉峡部狭窄会导致上半身血流压力升高，下肢供血不足，所以孩子容易腿软，上肢血压也异常偏高。”父亲声音颤抖：“该怎么治？手术风险大吗？”李医生语气坚定：“现在有微创介入治疗，通过支架扩张狭窄部分。”听到“微创”二字，父亲紧绷的肩膀和紧缩的心脏才稍稍放松。

经过心血管团队评估，小宇接受了介入治疗。手术室内，医生精准置入了一种特殊的覆膜支架（CP支架），血流瞬间恢复通畅。术后第二天，小宇的足背动脉搏动较术前明显增强。父亲寸步不离地守在病床边，反复抚摸孩子的额头：“疼不疼？要不要喝水？”小宇摇摇头，苍白的脸上浮起一丝笑容。

几天后复查，小宇的下肢血压显著回升，原本冰凉的脚掌有了温度。康复训练时，他第一次主动拉住父亲的手：“爸爸，我想试试走路。”走廊里，男孩踉跄却坚持迈步的身影，让父亲红了眼眶。

出院前，父亲紧握李医生的手，声音哽咽：“谢谢您，我们真的不知道该怎么报答。”李医生拍拍他的肩，转头对小宇投去鼓励的目光。阳光透过诊室的窗户洒进来，窗边的绿萝舒展着新叶，仿佛与这个家庭一同迎来崭新的希望。

2. 一种少见的先天性主动脉畸形——主动脉缩窄

主动脉缩窄（CoA）是一种较为少见的先天性主动脉畸形，在新生儿中的发病率仅为万分之四，占先天性心脏病的5%。主动脉缩窄可能单独存在（约占1/3），也可能合并有室间隔缺损（约占1/3），或合并其他复杂的先天性心脏病（约占1/3）。

主动脉缩窄的主要病理改变是主动脉管腔局限性狭窄，这种狭窄会导致近心端血流量增加，远端血流量下降等主动脉血流异常，进而引发一系列症状。

主动脉缩窄的部位多数位于左锁骨下动脉起始部以远的主动脉弓远段与胸主动脉连接处，也就是主动脉峡部。

主动脉缩窄是一种先天性疾病，它发生的具体原因人们还不是很清楚。目前有两种理论，一种是流体理论，一种是导管吊带理论。流体理论认为，主动脉缩窄的形成很可能与胚胎期的血流动力学有关。在胚胎发育期，任何使升主动脉及其峡部血流减少的心血管畸形均可能会造成主动脉缩窄。导管吊带理论认为，主动脉缩窄是由胚胎期动脉导管组织以环形吊带形式延伸至邻近的主动脉，在动脉导管关闭时，这一环形吊带收缩和纤维化导致主动脉缩窄。

主动脉缩窄也可能有遗传倾向，如女性特纳综合征患者主动脉缩窄的发生比例较高。

意大利解剖学家乔凡尼·巴蒂斯塔·莫尔加尼（Giovanni Battista Morgagni）被誉为“病理学之父”。1760年，Morgagni首次在尸体解剖中发现主动脉缩窄。1761年，他在其重要著作《疾病的位置与病因》中描述了主动脉缩窄，这是关于主动脉缩窄较早的医学记录之一。他通过对尸体解剖的观察，将疾病的症状与器官病变联系起来，为后来人们对主动脉缩窄的认识奠定了基础。他的工作让更多的医生开始关注心脏及大血管的病变，推动了医学的发展。1903年，Bonnet将本病分为导管前型（婴儿型）和导管后型（成人型）。

导管前型较为罕见，缩窄段位于动脉韧带或动脉导管的近端，大多数情况下动脉导管未闭合，右心室排出的血流通过肺动脉和未闭合动脉导管进入降主动脉供应下半身。这种类型的主动脉缩窄近一半合并有其他先天性心血管畸形，患病婴儿可在婴儿期死于心力衰竭，因此Bonnet在早期称之为婴儿型主动脉缩窄。

导管后型较多见，约占90%。这种类型缩窄段病变较短，缩窄两端会出现不同程度的扩张，同时缩窄远端形成丰富的侧支循环，大多数患者动脉导管已闭合，且较少合并其他心血管畸形，多数患者能生长到成年时期，所以Bonnet在早期称之为成人型主动脉缩窄。

在明确主动脉缩窄的两种主要分型后，我们还需了解，不同分型的患者在临床上会表现出哪些具体的症状和体征。

婴儿型主动脉缩窄病情较重，往往早期出现呼吸困难、心力衰竭，常于出生后不久死亡。成人型主动脉缩窄早期可无临床症状，部分患者因合并其他心血管畸形在体检时被发现狭窄病变，多数成人型主动脉缩窄患儿可活到成年。主动脉缩窄导致下肢血流量减少，下肢的脉搏和血压较正常低，而上肢的脉搏和血压较正常高。有些儿童由于上肢血压高出现头痛、头晕和鼻出血；由于下肢血流供应不足会出现下肢缺血缺氧的临床表现，如下肢无力、运动后下肢疼痛或间歇性跛行等。

主动脉缩窄的儿童常合并主动脉瓣异常，如二瓣叶主动脉瓣。

在进行体格检查时，患者胸骨左上缘和左肩胛旁可闻及 2~3 级血流杂音，上肢血压（收缩压）高于下肢血压 20~50 mmHg，股动脉搏动减弱或消失。

根据患者脉搏和四肢血压变化以及其他体格检查特征，若怀疑主动脉缩窄，医生结合 X 射线胸片、心电图、心脏超声、CT 血管成像（CTA）、三维磁共振血管成像（MRA）及主动脉造影等可以确诊。

4 岁以上的患者，胸片可显示肋骨下缘切迹征和经典的“3”字征，后者是由扩张的锁骨下动脉、缩窄的主动脉和狭窄后扩张的降主动脉构成“3”字形影像学特征。心脏超声能够看到主动脉弓部局限性缩窄及缩窄处的花色血流信号。CTA、MRA 和主动脉造影则能够更加准确地对病变部位、具体狭窄程度等进行评估。

1944 年，Crafoord 首次应用修补术成功治疗本病。近 50 年来，医学领域发展出多种修复技术，主动脉缩窄的外科治疗技术逐步成熟。1982 年，Singer 等首次报道应用主动脉球囊扩张术治疗 1 例 7 个月大的主动脉缩窄术后再狭窄的患者，并获得成功。1991 年，支架植入术成功应用于主动脉缩窄的治疗。

婴儿型主动脉缩窄，病情重、进展快，应在积极治疗并发症的同时，争取尽早手术治疗。成人型主动脉缩窄，如果缩窄段前后压力阶差大于 30 mmHg，或缩窄段主动脉直径小于正常管径的 50%，则具有手术指征。

主动脉缩窄时左心室需要更大的压力才能使血流通过缩窄的主动脉，导致左心室肥厚，进而发生心力衰竭，因而应在儿童期及早手术以减少左心室的负荷，避免年长后出现高血压等并发症。一般在学龄前（3~5 岁）完成手术治疗为佳。治疗方法主要有外科手术和血管腔内介入治疗等。

在主动脉缩窄的治疗中，外科手术治疗是主动脉缩窄重要的治疗手段。手术方法主要有：主动脉缩窄段切除端-端吻合术、左锁骨下动脉垂片翻转术、补片扩大成形术、人造血管置换术、人工血管旁路术等。

想象一下，我们的心脏就像一台强大的水泵，而主动脉就是从水泵接出来的那根最粗、最重要的“主水管”，负责把富含氧气的新鲜血液输送到全身。

主动脉缩窄就像是“主水管”在刚离开水泵没多远的地方被箍住了，变窄了。这下可好，水泵（心脏）得用更大的力气才能把血挤过去，而“主水管”缩窄上游的器官（如大脑）被高压血流冲击，就像过度充气欲裂的气球，或过度充气鼓包的轮胎，而缩窄下游的器官（如腹腔脏器和下肢）却得不到足够的血液供应。这非常危险，必须修理。

那么外科医生们是如何像顶级管道工一样，不断创新手术工具（器材）和手术方法，来修复这条“生命主干道”的呢？

最早的尝试——直接“对接水管”（20 世纪 40 年代）：一开始，外科医师的先辈们，和我们一般人的想法差不多，既然管道的局部狭窄了，那找到水管变窄的那一小段，直接把它剪掉，然后把剩下的好水管两头拉过来，重新接上不就可以了吗？

现在很多人有居家装修的经历，房屋装修，一开始不就是做水电改造吗？有人认为开发商的水管质量不好，用好的水管置换，或水管需要重新布局，按照自己的要求重新排列水管就好了。

但问题是，如果某一段水管坏了，而水管的两边是固定的，去掉损坏的一段后，两边的水管对接不到一起了（当时没有人工血管，就像没有备用水管一样）。主动脉缩窄也一样，如果变窄的部分过长，或者主动脉两头活动度不够，剪掉狭窄的部分后两头剩余的部分根本够不着，就没法直接接上了。

所以，早期的尝试，切掉狭窄段，直接对接主动脉，只适合部分患者，主要是婴幼儿患者，因为他们的主动脉还没有完全固定，还有一定的活动度。但这是奠基之作，是人类第一次成功修复这条“主水管”，虽然不完美，但开创了历史。

直接对接，还有个问题，就是接口会有一定程度的环缩，就像缝合的袖口会有一定的皱缩一样。为了解决这一问题，外科医师升级了对接法——剪个斜口，可以使接口更宽大（20 世纪 70 年代）。这种方法不只是简单地剪掉狭窄段，他们会把上方好主动脉的一侧多剪开一些（像个“鱼嘴巴”），同时把下方主动脉的头也剪成斜口，这样对接的口子就变大了，更像一个宽阔的“喇叭口”，接口呈“眼镜蛇”样，而不是环缩的“接口”。更大的吻合口更不容易再狭窄。这个方法还能同时处理患者主动脉弓偏细的问题，把偏细的地方也一并扩宽。这成了后来很多医院最常用、最经典的方法之一。但这种方法也需要缩窄段比较短，且具有一定的活动度。

对于不适用上述方法的患者，外科医师又想到了“借补丁”的方法，也就是打补丁扩大法（20 世纪 60 年代）。就像裤子膝盖磨破了，我们剪一块布缝上去当补丁。最早的“补丁”是从缩窄段主动脉旁边的一根分支血管（左锁骨下动脉）上取下一段，翻转过来缝在剪开的主动脉窄段上，但这种方法牺牲了这条给左胳膊供血的分支血管，可能导致左胳膊缺血。后来，科学家发明了更高级的人工材料补丁（比如聚四氟乙烯补片）：医生直接在主动脉窄的地方纵切一刀，然后缝上一块人工补丁，把窄道撑宽。这在现在看上去那么理所当然，但当时是没有合适的人工补片材料的，这种可用的人工补片材料，是经过漫长的研究才发明的。

这种借补丁的方式，主动脉的后壁还是自己的，能生长；补丁只覆盖前壁。此外，用人工补丁代替翻转的自体血管补片，就不用牺牲左胳膊的血管了，更安全。手术操作也相对简单，不用大面积游离血管。

上述方法只适合于缩窄段比较短的患者，但如果坏掉的那段主动脉实在太长了，剪掉后两头根本对接不上，或者主动脉本身“质量很差”，那就干脆换一截全新的人造血管！在人工血管发明后，用人工血管置换病变主动脉段（20 世纪 50 年代）成为处理长段严重狭窄的“大招”。这种方法只有在出现可用的人工血管之后才成为现实。直到今天，直径小于 6 毫米的人工血管，仍然没有合适的产品，如冠脉搭桥仍然需要从自体身上“获取”桥血管材料。成年人的主动脉不会再长粗了，换上一截固定尺寸的人工血管非常合适，一劳永逸。

有了人工血管之后，还可以不走寻常路，另辟一条“旁路”（人工血管旁路术）。如果原来的“水管路况”太复杂，不好修（比如狭窄处又硬又钙化，或者患者以前做过手术，组织粘连严重），那就不修了！我们在堵塞点的上游和下游之间，另外接一根新的“旁路水管”（旁路血管），让血液绕过堵塞点，直接流到下游去。

那旁路血管从哪里接，又流向哪里呢，可以从心脏泵的出口（升主动脉）接，一路接到堵塞点之后的降主动脉、腹主动脉，甚至直接接到大腿的股动脉。

这种思路的巨大转变——从“正面攻坚”变为“巧妙绕行”，不仅能根据患者的具体情况（比如肚子里的血管不好、肚子太胖、有生育需求的年轻女性等）选择最合适的下游接驳点，最大限度减少创伤和并发症，还可以避开病变的复杂区域，也就是完全避开了原来那个“事故高发路段”（改道了），让手术更安全。

没有一种方法是万能的，个性化方案才是关键。医生们为我们准备了从“经典款”到“终极款”再到“定制款”的各种方案，针对不同年龄、不同病情、不同身体状况的患者，为其量体裁衣，选择最佳的策略。

这条“生命水管”的修复史，是一部不断遇到问题、分析问题、创造性解决问题的创新史，其中凝聚了无数医学先驱的勇气、智慧和坚持，最终目的是让每一个生命的血液都能畅通无阻地在合适粗细的血管内汩汩奔流。

微创革命——“球囊”与“支架”的魔法

当外科医生们在思考如何更好地“切开”和“缝合”时，另一群医生在想：能不能不从外面动大刀，而是从水管内部去修理它呢？于是，介入治疗诞生了。这就像派一个灵活的维修机器人，让其从血管的分支（比如大腿的股动脉）进入，一路逆行而上，直达“主水管”的狭窄处进行作业，从而修复缩窄的主动脉。

从血管内部修复缩窄的主动脉，主要有两种神奇的“工具”：一种是球囊，应用在强力扩张术上。想象一根非常坚韧、瘪掉的“小香肠”（球囊导管），医生把它送到主动脉变窄的地方。然后从外面给它加压注水，这个瘪掉的“小香肠”就会“砰”地一下鼓成一个坚实的球，强行把狭窄的地方撑开。

但强力撑开的主动脉缩窄段，就像有些水管壁的材质像橡皮筋一样，球囊一旦撤气，它又“啪”地一声缩回去了，白忙一场；或力气用大了，或主动脉壁本身太脆，可能会把内壁撑出裂纹甚至鼓包（动脉瘤），反而更危险。

考虑到弹性回缩和撑破了等情况，球囊扩张主要适用于情况危急的新生儿，先快速撑开一下，缓解最严重的堵塞，为后续根治手术争取时间；或对于之前做过手术但接缝处又长窄了的患者，用球囊扩张效果很好，因为这里的组织是瘢痕，回弹性差。当然，对于那些比较轻微、简单的狭窄，球囊扩张也是可以的。

另一种工具是支架——一劳永逸的支撑：如果只用球囊是“临时撑一下”，那加上支架就是“永久的支撑”。支架是一个小小的、可伸缩的金属网管。把它套在球囊上送到窄处，球囊撑开的同时，支架也被撑开并永久地镶嵌在血管内壁上，像一个坚固的“笼子”，死死顶住血管壁，防止它回缩。甚至在金属网外面再包一层人造血管膜（CP 覆膜支架），这样连万一撑出的裂纹都能被这层膜给补上，极大地降低了动脉瘤发生的风险。

支架不仅能对抗回缩，完美解决了球囊扩张的最大难题，还能大大减少“撑破”血管的并发症，更加安全。因效果更优，支架已经成为目前治疗主动脉缩窄（尤其成人）非常主流且有效的微创方法。

强强联手——“组合拳”镶嵌治疗

既然开刀手术和介入治疗各有各的神通，那能不能让它们“组队打怪”呢？

这就是镶嵌治疗——就像外科医生和介入医生同时上台，打出的“组合拳”。

先介入，再手术（稳住局面，再图根治）：遇到一个身体极差、根本无法承受大开胸手术的病人，先派“介入小队”用球囊轻轻扩张一下狭窄处，就像先疏通一点缝隙让水流过去，立刻减轻心脏的负担，让患者情况稳定下来。等患者养好身体，再派“外科大队”进行最终的根治手术。

先手术，再介入（分而治之，各个击破）：遇到一个婴儿不仅主动脉缩窄，心脏的心室间还有个破洞（室间隔缺损）。“外科大队”先出动，通过切口把最要命的“主水管狭窄”问题解决好。之后，不需要再第二次开胸，只需请“介入小队”出马，通过血管送一个“封堵伞”，把心脏里的破洞补上。这样对婴儿的身体创伤最小，恢复最快。

从大开大合的外科手术，到巧妙微创的介入治疗，再到强强联手的镶嵌治疗，人类修复“生命主干道”的智慧在不断汇聚和升华。医务工作者从不满足于一种方法，永远在寻找更好、更安全、更微创的方法。所有技术的进步，最终目标都是减少患者的痛苦、降低风险、加速康复。无论是新生儿还是老年人，医疗团队都能找到最适合他的方案。现代医学早已不是单个英雄的故事，心外科医生、心内科介入医生、麻醉师、影像科医生……他们像一个交响乐团，为了同一个生命，精密协作，奏出最完美的治疗乐章。

这条“水管”的修理史，是一部从“大刀阔斧”到“绣花针功夫”再到“多兵种联合作战”的进化史，是人类用智慧和仁心守护生命的伟大见证。

不同治疗方法的选择需根据患者年龄、病情确定。对于重度主动脉缩窄的患儿，前列腺素 E_1 能维持动脉导管开放或延缓其闭合，以便为进一步手术争取时间。对于新生儿和婴幼儿患者，临床多采用缩窄段切除，扩大端端吻合术；2 岁以上的小儿患者临床采用聚四氟乙烯血管补片主动脉成形术。16 岁以上的成人临床多采用缩窄段切除人工血管置换术，或人工血管转流术。球囊扩张术和主动脉支架植入术是手术后再狭窄的首选治疗方法。如果介入治疗不成功，临床建议对小儿患者采用聚四氟乙烯人工血管补片主动脉成形术，对成人患者采用人工血管置换术或人工血管转流术。

未经治疗的主动脉缩窄患者，约有 1/4 在 20 岁前死亡。目前外科手术及介入治疗效果较好，大部分患者的血压可降至正常，尤以儿童术后效果最好。

第十二章

易被忽视的夺命“杀手”

——肺动脉栓塞

长期制动形成的血栓，如夺命塞子堵死肺动脉，肺循环骤停，酿成致命危机。

1. 可怕的“经济舱综合征”

在熙熙攘攘的火车站内，急促的脚步声和广播声交织成一片。一名二十出头的年轻人刚走下火车，踉跄几步，突然眼前一黑，重重摔倒在地。周围人群瞬间骚动起来，有人俯身查看他的状况，有人拨打120急救电话，还有人冲向站台寻求帮助。

这名年轻人名叫小张，是某软件公司的程序员。因长期熬夜加班，身体早已透支，此次出差途中，他在火车上坐了近十个小时，几乎未起身活动。此刻的他面色惨白，呼吸微弱，脉搏几不可触。恰巧在车站候车的李医生闻讯赶来，迅速跪地为小张实施心肺复苏。几分钟后，急救人员抵达现场，小张的心跳虽已恢复，但情况仍岌岌可危。

救护车呼啸着将小张送往医院。途中，他的心脏两次骤停，医护人员拼尽全力通过电击除颤和胸外按压将他从死亡线上拉了回来。抵达急诊室时，小张已因长时间缺氧导致代谢性酸中毒和高钾血症，医生立即为他进行气管插管辅助呼吸。进一步的检查结果令人心惊——肺动脉内布满了血栓，这些栓子几乎完全阻断了肺部血流，导致全身严重缺氧，引发多次心脏停搏。

“必须立刻手术清除血栓，否则患者随时可能因器官衰竭死亡！”急诊科主任语气凝重。医疗团队迅速展开讨论：“肺动脉取栓手术风险较高，但这是目前唯一的救命途径。”“术中需密切监测凝血功能，防止二次栓塞。”经过紧急评估，医生们决定连夜实施手术。

手术室内，打开胸腔，建立体外循环后，医生用一种特殊的液体诱导心脏停搏。在心肺循环没有血流后，主刀医生熟练地切开主肺动脉，借助吸引器将血栓逐一抽吸清除。数小时后，手术室传来好消息——肺动脉血流恢复通畅，小张的氧饱和度逐渐回升。术后，他被转入重症监护室，身上插满各类管道和监测仪器。起初，小张的呼吸仍需依赖呼吸机，四肢也因缺氧出现轻微肌力下降。但在医护团队的精心护理下，他的意识日渐清晰，第三天便成功脱离呼吸机。

几天后后，小张转入普通病房。他每天在康复师的指导下进行肢体训练，从缓慢抬臂到独立行走，身体机能逐步恢复。医生查房时，小张和家属十分困惑：“为什么年纪轻轻就会得肺动脉栓塞？”主治医生解释：“这是因久坐不动导致下肢静脉血栓脱落，随血流堵塞肺动脉。2000 年，一名英国女性因类似情况猝死，此后这类病例便以‘经济舱综合征’为名而向世人敲响警钟。”

其实，“经济舱综合征”是患者长期在狭窄的空间不能活动（如火车、飞机上座椅空间较窄），导致双侧下肢静脉血液淤滞形成血栓；当人们再次恢复下肢活动后，血栓受挤压从腿部脱落，顺着静脉回流血管一直流回心脏，继而到达并堵塞肺动脉而造成的致死性疾病。它也是常常被人们忽视的一类心血管疾病——肺动脉栓塞（图 12–1）。

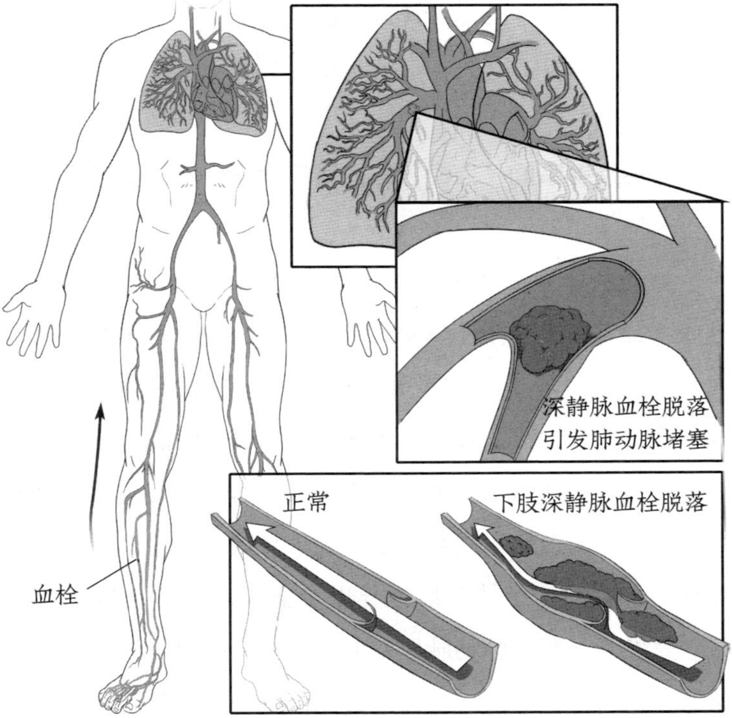

图 12-1 下肢深静脉血栓脱落引发肺动脉堵塞示意图

历史上第一次描述肺动脉栓塞这一疾病是在 1819 年，Laennec 首先报道了一种突然导致患者死亡的肺部疾病，当时被称为肺卒中。10 年后，Cruveilhier 报道该种疾病是由于肺动脉内存在凝固的血块所致，称之为肺血栓症。1842 年，Rokitansky 进一步证实了 Laennec 的发现，并提出了肺梗死的概念，认识到肺栓塞后可能发生肺出血或坏死。1858 年，Virchow 在实验中证明这种疾病是由于肺动脉内栓子阻塞所致，并首次提出“肺动脉栓塞”的概念。

2. 一种能够瞬间“夺命”的血管疾病——肺动脉栓塞

肺动脉栓塞（PE）是指血管中的各类型栓子堵塞肺动脉或其分支引起肺循环障碍的疾病。就仿佛一个正在潜泳的人，他的呼吸管里掉进了异物，从而影响潜泳者的正常换气。当异物较少时，呼吸道还能保持畅通，但随着异物增加堵塞呼吸道，就阻断了他与外界换气的通道。肺动脉栓塞就是这样，它的严重程度与栓子的大小和数量，是否同时合并其他心肺疾病，个体反应差异以及血栓溶解的快慢都有关系。急性大面积的肺动脉栓塞就如同患者的整个换气通道被堵塞，患者往往在前一分钟还毫无征兆，转眼就因为大面积的肺栓塞而猝死倒地。

在各种各样堵塞肺动脉的栓子中，最为常见的是血栓，它可以来自肺动脉本身，更多的是来自下肢深静脉的血栓。另外，脂肪栓塞、羊水栓塞、空气栓塞、异物栓塞和肿瘤栓塞也是肺动脉栓塞的常见病因。

正是由于肺栓塞发病急、致命性强，医学上尤其强调“防大于治”。而对于那些经历过肺栓塞发作但幸存的患者，或者症状不典型却疑似肺栓塞的病例，尽快明确诊断并阻止更严重栓塞的发生就成为关键。即便在猝死案例中，追溯栓子来源对厘清死因也有重要意义。因此，一旦怀疑或确诊肺栓塞，医生必须像侦探一样迅速寻找血栓的“老巢”——而这往往指向了下肢深静脉。

3. 为什么要做下肢静脉超声检查

不少肺栓塞患者住院期间都有一些疑问，我怎么会得这种病？为什么肺出了问题，医生却让我去做下肢深静脉超声呢？

原来，肺动脉栓塞中的栓子最常见的就是来自下肢和骨盆的深静脉的血栓，这些大大小小的血栓在原位形成后，随着血液的回流来到肺动脉，并停留在这里。小一些的血栓堵塞在远端的小血管中，引起的症状相对较轻；体积较大的血栓则有可能卡堵在大血管里，引起大面积的肺梗死。

对于肺栓塞患者，医生要搞清楚的是这些栓子的来源，才能根据病因制订合适的治疗方案。血管超声是下肢深静脉血栓的首选检查，不仅方便、快捷，可以在床旁进行，还能够作为治疗后随访复查的常规检查项目。所以，肺栓塞患者进行下肢血管超声检查是非常必要的！

4. 自查一下，你是血栓的好发人群吗

人体内形成血栓的三大因素包括：血流淤滞、高凝状态和血管内皮损伤。那么，血栓的好发人群有哪些呢?

首先是下肢制动的人群，尤其是外伤引起的下肢骨折的患者，这类人因为腿部受伤而活动减少，甚至不能活动，静脉血液的回流就会减慢，逐渐造成血液的淤滞。而人在受伤后的应激高凝状态，更加速了血栓的形成。同理，长期卧床的患者，活动较少的老年人等，也是下肢血栓的好发人群。

在医院里，接受外科手术的患者也是下肢深静脉血栓的高危人群，很多患者因为惧怕术后活动带来的疼痛而不愿尽早下床活动，久而久之就容易形成血栓，一旦开始恢复活动，这些血栓就有可能在外力的作用下脱落，引起肺动脉栓塞。

而本身就存在下肢静脉疾病，比如静脉曲张、有静脉置管史的患者，也是血栓的好发人群。

女性处于一些特殊的生理状态也会增加血栓形成的概率，比如妊娠和分娩。肺栓塞在孕妇中的发病率成倍增加，尤其在产后发生率更高。妊娠时可引起静脉血流缓慢，血液流变学特性改变，增加静脉血栓形成的可能性。孕产妇的高凝状态也是静脉血栓形成的可能原因。女性长期口服避孕药也会增加血栓形成的风险。另外，还有很多因素，如恶性肿

瘤、血液系统疾病、吸烟、糖尿病、高血压、冠心病、慢性阻塞性肺部疾病（COPD）、脑卒中等也是肺栓塞发生的危险因素。

既然已经明确了好发人群和哪些因素可能增加肺栓塞的发生风险，接下来就需要关注这种疾病发作时的信号，那么肺动脉栓塞具体有哪些症状呢?

呼吸困难是肺栓塞最常见的症状，尤以活动后明显，常于大便后、上楼梯时出现，静息时缓解。有时患者自诉活动“憋闷”，可能与呼吸、循环功能失调有关。呼吸困难（气短）有时很快消失，但数天或数月后可重复发生，系肺栓塞复发所致，应予重视。

较大的栓子可引起剧烈的挤压痛，位于胸骨后，难以耐受，向肩和胸部放射，酷似心绞痛发作，也可能与冠状动脉痉挛、心肌缺血有关。咯血是提示肺梗死的症状，多在梗死后 24 小时内发生，量不多，鲜红色，数天后可变成暗红色。慢性栓塞性肺动脉高压的咯血多来自支气管黏膜下支气管动脉系统代偿性扩张破裂的出血。患者还会表现出惊恐、咳嗽甚至晕厥等。

虽然 90% 以上的肺栓塞患者可能有呼吸困难，但仅有不足 1/3 的患者出现典型的肺梗死胸膜性疼痛、呼吸困难和咯血“肺梗死三联征”。

仅凭症状来判断肺栓塞往往不够准确，想要明确诊断并评估病情的严重程度，还需要借助一系列专业的医学检查手段。

通常，医生会先从基础检查入手。大约70%的肺栓塞患者心电图结果会出现异常，但这些表现并不特异。心电图检查的主要价值在于帮助医生排除像心肌梗死这类同样会引起胸痛的心脏急症。

在血液检查方面，D-二聚体检测是一项重要的初步筛查工具。如果它的结果正常，通常能较大程度上排除肺栓塞；但D-二聚体水平升高，也不能完全确诊肺栓塞，因为很多其他情况（如感染、肿瘤，手术后等）也会导致D-二聚体水平的增高。同时，动脉血气分析通过抽取动脉血进行化验，能反映患者是否存在低氧血症、低碳酸血症等气体交换障碍，这些异常往往提示肺栓塞可能已经影响了呼吸功能。

影像学检查在肺栓塞诊断中扮演着核心角色。

胸部X光片虽然难以直接确诊，但能帮助医生发现患者是否存在肺不张、胸腔积液等其他肺部问题，起到辅助鉴别的作用。而对肺栓塞诊断更为重要的是CT血管成像（CTA），它能够清晰显示肺动脉中是否有血栓造成的充盈缺损或血管截断，是目前最常用的确诊手段之一。磁共振血管成像（MRA）也可用于诊断，尤其适用于某些无法完成CTA检查的患者，但其对细小肺动脉的显示效果稍逊。

超声检查也是重要的评估工具。常规的心脏超声（经胸超声）可用于评估肺栓塞对心脏造成的负担，比如患者是否出现了右心室扩大或功能减退；而经食管超声心动图能更清晰地看到主肺动脉内的血栓，尤其适用于危重患者。此外，对下肢进行静脉超声检查也十分必要，因为很多肺栓塞的栓子来源于下肢深静脉血栓，及时发现下肢血栓有助于预防肺栓塞的发生。

对于一些临床情况复杂、常规影像检查仍难以明确的患者，还可以选择肺通气/灌注显像（V/Q 显像），它通过比对肺通气和血流状况的不匹配区域来判断栓塞的可能性。

在所有非侵入性检查仍无法得出结论的情况下，还可考虑行肺动脉造影——这是诊断肺栓塞的“金标准”，但由于属于有创操作，通常留作最后的选择。

肺栓塞的诊断是一个多步骤、多检查相结合的诊疗过程，医生会根据患者的具体情况合理安排，既确保诊断的准确性，也兼顾安全性与效率。

5. 肺动脉栓塞如何治疗

1908 年，Friedrich Trendelenburg 医师报道了第一例肺动脉切开取栓术的病例，这是外科治疗肺动脉栓塞的重要尝试，不幸的是，患者因手术发生了大出血而死亡。在之后的 20 余年中，Trendelenburg 和其他胸心外科医师们一直不懈致力于探索急性肺动脉栓塞的外科治疗，并不断研究改善术式。直到 1924 年，Kirschner 医师首次成功地为一例大面积肺动脉栓塞实施外科取栓治疗，该患者术后恢复良好并顺利出院。由于当时的认知水平和技术条件限制，在之后的重复实践中大多数患者的手术归于失败；肺动脉切开取栓术曾被认为是一种致死率极高的术式。1937 年，在 John H.Gibbon 医师报道的 142 例接受肺动脉切开取栓术的患者中，只有 9 例顺利出院。1958 年，实验研究证明该疾病是由于肺动脉内栓子阻塞所致，由此正式提出肺动脉栓塞的概念。1961 年，Sharp 和 Cooley 医师首次使用了体外循环技术，为一例急性大面积肺动脉栓塞患者成功实施了肺动脉切开取栓术，从此极大地提高了肺动脉切开取栓术在急性肺动脉栓塞诊治中的应用价值。自 Trendelenburg 首次提出肺动脉切开取栓术以来，已经进行了多次术式改良。如今，经胸部正中切开胸骨进入胸腔，体外循环下行肺动脉切开取栓术被肯定为一种安全、成熟的术式。目前肺动脉切开取栓术通常用于有溶栓禁忌或溶栓治疗无效时的替代治疗。

抗凝治疗用于防止血栓发展和形成新血栓，是目前肺动脉栓塞治疗的基石。只要无禁忌，肺动脉栓塞患者均应尽早开始抗凝治疗。抗凝治疗适用于经 V/Q 显像、CTA、MRA、肺动脉造影确诊的非大面积、非次大面积肺栓塞，本次症状加重或证实栓子脱落在 2 个月之内、年龄≤75 岁、无溶栓禁忌证的患者；临床疑诊肺栓塞时也可先应用。

抗凝治疗的主要并发症为出血，出血概率为 5%~10%。

出血常见部位是皮肤、消化道、腹膜后间隙及颅内。肝素引起小量出血者可停用肝素，出血量大者可静脉注射鱼精蛋白对抗肝素作用。

对没有禁忌证且死亡风险高的肺动脉栓塞患者，在充分评估出血风险后，建议使用溶栓剂治疗。溶栓治疗可溶解肺动脉内血栓，迅速降低肺动脉压，改善右心功能；减少或消除对左室舒张功能的影响，改善左心功能及心源性休克；改善肺灌注，预防慢性肺动脉高压，改善远期预后；溶解深静脉血栓、防止反复栓塞。但溶栓治疗也可能会导致皮肤出血、内脏出血、颅内出血等多种并发症。

下肢深静脉血栓脱落后，会顺着静脉血流向心脏方向移动，在这个过程中会经过人体内最大的静脉主干道——下腔静脉，经右心房、右心室，最终到达肺动脉。于是，为了防止下肢深静脉血栓脱落引发肺栓塞，一种像过滤网般的防护装置产生了——滤器。滤器通过导管沿着外周静脉被送到下腔静脉后打开，撑开的滤器如同网一样过滤着回流的血液，从下肢静脉脱落的大块血栓走到这里，就会被滤器网住，不再进一步流向心脏，有效地防止肺栓塞的发生。

6. 预防肺动脉栓塞，从预防深静脉血栓开始

肺动脉栓塞的发生有很大一部分是可以预防的，比如对

高危患者进行日常生活干预及药物干预等。

不管躺着还是站着，都让血液“动”起来。对于肺栓塞的高危人群，如老年人、肥胖患者、肿瘤患者、血液系统疾病患者等，要适当活动，加快肢体血流速度，减轻下肢血液淤滞；久病卧床的人则要定期按摩或活动下肢，最简单的运

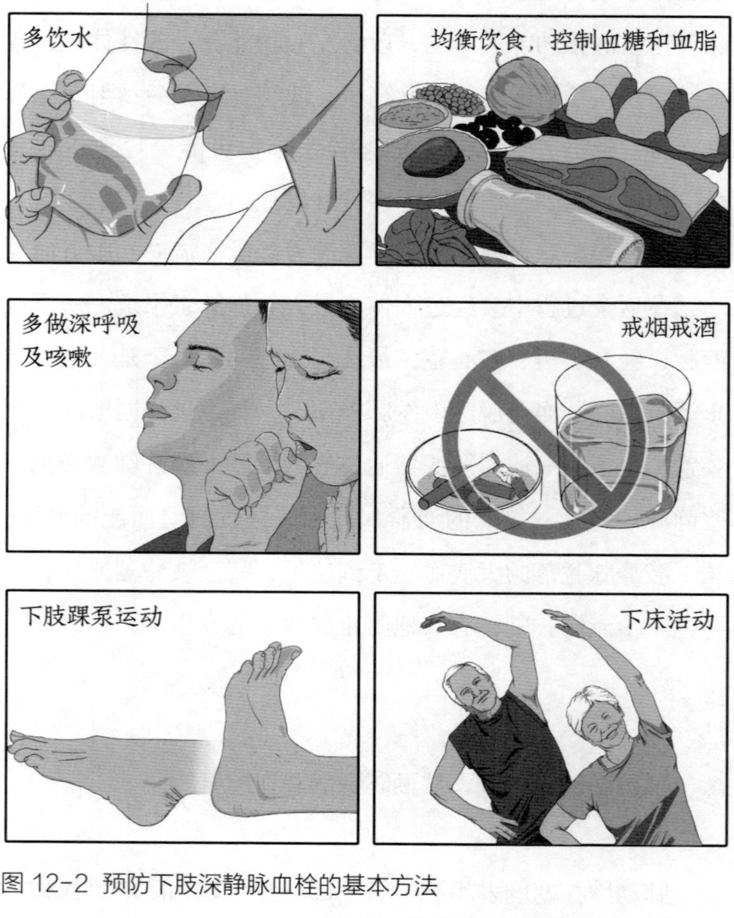

图 12-2 预防下肢深静脉血栓的基本方法

动就是踝泵运动，通过踝关节的背伸和跖屈使肌肉活动，促进血液循环，从而减少静脉血栓形成的风险。

除了经常活动，避免长时间的久坐、久卧，平时还要注意多饮水、均衡饮食、戒烟戒酒，且尽量避免使用脱水利尿剂等药物（图 12-2）。

高危人群建议口服抗凝药。对于外伤或术后长期卧床的患者，可以在医生监护下预防性使用抗凝药物，以降低下肢静脉血栓形成的风险，从而预防肺栓塞的发生。

日常预防可以使用加压弹力袜。对于容易发生肺栓塞且有出血风险的患者或静脉曲张的患者等，可以考虑使用加压弹力袜、足底静脉泵等方式进行预防。

第十三章

心血管病里的“难治之症”

——肺动脉高压

肺动脉被无形高压笼罩，右心在重压下不堪重负，生命之灯渐熄。

1. “蓝嘴唇”之谜

1981 年，西班牙发生了一起误食有毒菜籽油诱发肺动脉高压的事件，大约有 2 万人误食了工业用印刷染料污染的菜籽油并出现了一系列临床症状，其中一名 8 岁的男童因为肺动脉高压去世，他也成为这次事件的第一个死亡者。为了纪念这个男童，西班牙肺动脉高压学会在 2012 年将每年的 5 月 5 日定为“世界肺动脉高压日”。肺动脉高压患者因为缺氧导致嘴唇发绀，因此“蓝嘴唇”就是肺动脉高压患者的代称。

25 岁的年轻插画师林女士发现，往常能轻易爬完的三层楼梯，最近却总是令她感到力不从心，她边喘着粗气边想，可能是最近熬夜太多累的，休息休息就好了。然而几天的休整却毫不见起色，不得已的林女士只好来到医院。当医生皱着眉头仔细查看她的心脏超声和心电图检查报告时，她隐约有种不祥的预感。最终，经过一系列检查，林女士被确诊为“特发性肺动脉高压”，需要住院治疗。

那么，肺动脉高压究竟是怎样一种疾病，它是如何发生的？它的危害又有多大呢？

人类对肺动脉高压的认识也仅有 100 多年的历史。早期由于医学技术的限制，人们对它的认识非常有限。这种疾病曾经有过很多不同的名字，比如“Ayerza 病”“Ayerza 综合征”“特发性肺动脉高压”等，这些名称的混乱反映了当时对这种疾病认识的模糊和不确定性。随着医学和诊断学的进步，肺动脉高压发病率现已增加到每百万人中 15~50 人。

1865 年，德国医生 Victor Klob 在给一位 59 岁患者做尸检中首次发现了肺动脉变窄和动脉硬化的情况。1891 年，另一位德国著名医生 Ernst von Romberg 描述了一位 24 岁患者类似的临床过程，该患者在生前表现出明显的右心衰竭、呼吸困难和发绀，但在尸检时没有发现严重扩大的右心和异常的肺血管。随后 Ernst von Romberg 医生通过对 39 例肺血管疾病死亡患者进行尸检，提出了“肺血管硬化”的概念，这被认为是肺动脉高压疾病命名的雏形。

10 年后，阿根廷的 Ayerza 博士及其学生报道了一系列关于肺动脉高压病例的研究，提出梅毒性肺动脉炎是原发性肺动脉高压的根本病因这一观点。这一理论在 1901 年至 1924 年逐渐成为学术界的主流看法。随着研究论文的发表，这种疾病在全球范围内开始被广泛称为“Ayerza 病”。

然而，这一观点并未得到所有人的认同。阿根廷学者 Barbaro 也对临床上患有“Ayerza 病”的患者进行了检查，但他并不认为梅毒是引起该病的原因。1925 年，阿根廷学者 Brachetto Brian 也对该观点提出了质疑，与 Barbaro 持有相同的态度。

1931 年，致力于审查马萨诸塞州总医院病理科关于肺动脉高压尸检工作的奥斯卡 · 布伦纳（Oscar Brenner）通过对肺循环的病理学进行了深入的研究，发表了具有里程碑意义的系列文章，结束了关于“Ayerza 病”的争论。Brenner 的研究表明，在他所调查的病例中，与梅毒相关的肺动脉高压罕见，100 例肺动脉高压病例中只发现了一例与肺动脉梅毒感染相关的情况。他指出法国和南美的研究人员在肺动脉高压的研究中夸大了梅毒在肺血管中的发现频率，并认为梅毒在肺循环血管病理学中的重要性被过度强调。他这一观点可能在当时的医学界引发了一定的争议，因为之前的研究和理论将梅毒视为 Ayerza 病的主要病因之一。然而，当时 Brenner 无法对右心室肥厚和肺血管硬化的病理表现提供另一种解释。

20 世纪 40 年代，心肺医学领域取得了重大突破，当时 Andre F.Cournand 和 Dickinson W.Richards 发明了右心导管插管技术。这使得人们能够直接测量心血管压力，从而更深入地研究肺功能和心脏功能。在 20 世纪 50 年代，广泛采用右心导管插入术来研究人类的心肺疾病，彻底改变了对肺动脉高压的认识。

1951 年，被 Richards 邀请加入贝尔维尤医院的医师 David Dresdale 首次报道了原因不明的肺动脉高压病例的血流动力学变化，并将其称为“原发性肺动脉高压”——我们现在将这种疾病称为特发性肺动脉高压。这一发现标志着我们进入认识肺动脉高压的一个新时代。

肺动脉高压在它被发现后的最初几十年里很少受到关注。直到 1965 年，由于一种名为阿米雷司（Aminorex）的食欲抑制剂引起的肺动脉高压流行，这种疾病才首次受到公众的关注。

在 20 世纪 60 年代，一种名为阿米雷司的食欲抑制剂在欧洲上市，用于帮助人们减肥。然而，从 1967 年开始，奥地利、德意志联邦共和国和瑞士出现了一种奇怪的现象：慢性肺动脉高压的病例突然激增。研究发现，激增的病例与阿米雷司的市场销售和使用存在地理和时间上的密切关联。在这发生后的 10 年内，约一半的患者因右心衰竭去世。

随着阿米雷司撤出市场，瑞士的原发性肺动脉高压发病率有所下降。这一现象表明，这种药物可能是导致肺动脉高压病例激增的直接原因。后来，其他食欲抑制药物如芬氟拉明在欧洲增加了肺动脉高压的发病率，而在美国流行的芬氟拉明和苯丙胺的联合使用也导致肺动脉高压病例的增加。

为了应对由抑制食欲药物引起的肺动脉高压流行，1973 年世界卫生组织举行了第一次关于肺动脉高压的会议。这次会议标志着全球对肺动脉高压问题的关注和研究进入了一个新的阶段。

了解了肺动脉高压认知发展的过程，那究竟什么是肺动脉高压呢?

肺动脉高压是指肺动脉压力升高超过一定临界值的一种血流动力学和病理生理状态，其血流动力学诊断标准为：静息状态下，经右心导管检测肺动脉平均压≥25 mmHg，或运动状态下≥30 mmHg。

我们知道，右心室收缩会将含氧量低的静脉血射入肺动脉，在肺部进行气体交换后变成含氧量高的动脉血，再通过肺静脉进入左心房，之后血液从左心房流入左心室，左心室收缩将动脉血射入主动脉进行全身循环。在这一过程中，如果肺动脉压力增高，那么右心室射血时就会遇到很大的阻力，导致血液淤滞在右心室，右心室增大；同时为了保证足够的射血量，右心室就不得不更加努力地工作，久而久之会导致心肌肥厚，当右心室的力量不足以支撑它的负荷时，便会导致右心衰竭。

肺动脉高压是一种常见病、多发病，其全球人口患病率约 1%，65 岁以上人群患病率高达 10%。作为一种慢性进展性心血管疾病，其本身治疗周期长，如果不加以干预治疗，最后患者会因右心衰竭而死亡。目前随着靶向药物的应用，肺动脉高压患者的 5 年生存率可达 70%~80%，因此早期诊断、规范化的管理与治疗显得尤为重要。

遗憾的是，人们对肺动脉高压的了解并不多，很多患者因为发现不及时、用药不规范而延误病情。所以，提高人们对肺动脉高压的认知，加强对肺动脉高压的宣传具有重要的意义。

2. 规范治疗对肺动脉高压尤为重要

肺动脉高压是一种发病机制多样的疾病，既可作为一种独立疾病，也可作为先天性心脏病或慢性阻塞性肺疾病等其他疾病的并发症。根据目前的临床分类，肺动脉高压被划分为五大类别，其中动脉型肺动脉高压（PAH）是核心类型之一，其特征为肺小动脉发生进行性重塑和闭塞，导致肺血管阻力显著上升，最终可能引起右心衰竭。该类别涵盖多个亚型，包括原因不明的特发性肺动脉高压、与基因突变（如 *BMPR2*）相关的可遗传性肺动脉高压，以及继发于结缔组织病、先天性心脏病、艾滋病（HIV）感染、门静脉高压或某些药物/毒素（如芬氟拉明）的疾病相关性肺动脉高压。肺动脉高压的其他分类还包括左心疾病相关型、肺病相关型、慢性血栓栓塞型，以及由不明原因或混合机制所引起的肺动脉高压。

肺动脉高压早期往往没有明显临床症状，随着病情进展，患者可能出现呼吸困难，尤其在活动后加重，严重时静息状态下也会发生。还可能出现疲劳、乏力、运动耐力下降，这些症状与心排血量减少和组织灌注不足有关。部分患者会因右心室缺血发生晕厥、心绞痛或胸痛。咯血虽不常见，但患者仍可能由于支气管动脉代偿性扩张破裂或肺小动脉血管瘤样结构破裂出现咯血。患者也可能因肺动脉扩张压迫喉返神经引起声音嘶哑。疾病晚期可能出现右心衰竭症状

（上腹胀痛，双下肢、会阴、腰骶部水肿、胸腹水、耳廓发绀等）。若肺动脉高压伴随其他原发病，如结缔组织病相关肺动脉高压患者还可能出现脱发、光敏性反应、口腔溃疡、关节炎等症状。

要判断是否可能患上肺动脉高压，需先明确高危人群范围、警惕早期非典型症状，再通过多类手段综合评估。

肺动脉高压的高危人群包括但不限于患有先天性心脏病、结缔组织病、慢性肺病、艾滋病（HIV）感染，或有门脉高压病史的人群，以及有特定药物使用史或家族遗传背景者。早期症状如疲劳、呼吸急促常不典型，易被忽视，因此在原有疾病基础上出现无法解释的此类症状时，应警惕肺动脉高压的可能，并及时进行筛查。

肺动脉高压的筛查通常借助超声心动图，该检查可初步估测肺动脉压力，评估右心结构和功能，并帮助排除其他心脏疾病。确诊则需依赖右心导管检查，这是当前诊断肺动脉高压的“金标准”，能够直接并准确测量肺循环及右心系统的血流动力学参数。

此外，医生还会通过血液检查来寻找线索。就像侦探寻找证据一样，医生通过自身抗体检测筛查免疫疾病，肝功能指标可以评估肝脏状况，检测 HIV 抗体以排除感染因素，还会特别关注脑利尿钠肽这类心脏压力指标，就像通过压力表判断发动机负荷一样，反映心脏承受的压力。

医生会借助影像学工具对心肺进行“透视”。普通胸片

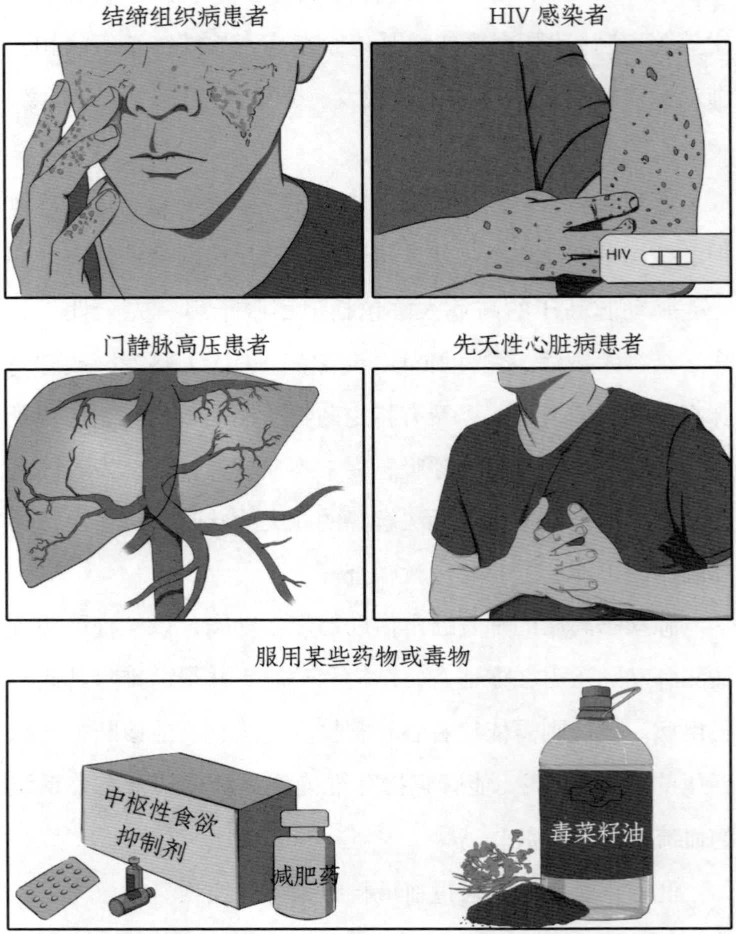

图 13-1 肺动脉高压的易患人群

就像给心肺拍全家福，能发现肺动脉扩张的蛛丝马迹——比如右下肺动脉比铅笔还粗（≥15 毫米），肺动脉段像小山丘般隆起，或者出现“残根征”这种特征性改变。高分辨率 CT 则像用显微镜观察，能清晰显示肺部细微结构和血管形态。对于怀疑肺栓塞的患者，肺动脉造影就像给血管拍 X 射线片，能准确发现血栓或肿瘤。

心脏检查方面，心电图就像监测心脏的电活动日记，能发现右心室超负荷工作的异常信号。而 6 分钟步行测试则像给身体做“压力测试”，通过记录患者在平地上能行走的最远距离，客观评估心肺功能的储备能力。这个简单实用的测试，就像给身体做体检时的“体能测验”。

这些检查手段就像拼图的不同板块，医生需要综合判断才能完成诊断拼图。对于高危人群，定期筛查和及时就诊至关重要。就像汽车需要定期保养一样，及时发现肺动脉高压并及时干预，能有效延缓疾病进展，为患者争取更多治疗机会。当出现不明原因的呼吸困难、胸痛或晕厥时，切莫当作普通疲劳，及时就医检查才是明智之选。

不同类型的肺动脉高压治疗策略也不尽相同，而同一类型的肺动脉高压由于患者病变部位、血管重构的程度不同，治疗方案也不同。因此，在治疗肺动脉高压之前，临床医生要清楚了解患者肺动脉高压的病理生理改变和类型，树立正确的诊治观念。

对于肺动脉高压患者来说，每天的生活管理和必要的支持治疗十分重要。这一切就像为身体搭建一个稳固的“后勤基地”，帮助患者更好地应对疾病，维持体力与心情的稳定。

我们首先来看看每天都可以做的一些事——它们听起来普通，但坚持下来非常有价值。比如，在医生或康复师的指导下，患者进行规律、温和的运动，像是步行或骑固定自行车，能慢慢提升心肺耐力，让患者感觉更有力气。保持积极乐观的心态也非常关键，家人和朋友的支持、必要时寻求心理咨询，都会给患者很大的鼓励。另外，由于怀孕会显著加重心脏和肺脏的负担，建议患者中的育龄女性采取可靠的避孕措施。还有一件小事很重要：别忘了每年接种流感疫苗，必要时接种肺炎疫苗——这能帮患者预防呼吸道感染，避免感冒或肺炎导致的肺动脉高压病情加重。

除了日常的自我管理，医生通常还会根据患者的情况，建议一些支持性的治疗手段，它们的主要目标是帮助患者减轻不适、保护心脏功能。比如，有些患者可能需要服用抗凝药物，防止血液过于“黏稠”而形成血栓，这就像给血液做适当的“稀释”，降低堵塞血管的风险。如果患者身体出现水肿或感觉喘气困难，医生可能会开口服利尿剂，帮助排出多余水分，减轻心脏的负担。有时候，还会用到洋地黄这类药物，让心脏跳动得更有力。另外，如果检查发现血液中氧气不足，医生会建议患者长期、规律地吸氧，这样不仅能缓解气短，也能保护心脏和其他重要器官免受低氧的损害。

随着医学发展，靶向药物为肺动脉高压患者带来了新的希望。波生坦、安立生坦、伊洛前列素、曲前列尼尔等药物已成为临床治疗的重要工具，它们通过不同机制改善肺血管功能，帮助患者重拾生活信心。

波生坦和安立生坦同属内皮素受体拮抗剂家族，这类药物能阻断血管收缩信号，帮助肺动脉扩张。波生坦作为早期研发的药物，适用于特发性肺动脉高压和硬皮病相关肺动脉高压，但需注意其对肝功能的影响，治疗期间需每月监测转氨酶水平。安立生坦则在药物结构上做了优化，不仅降低了肝毒性风险，还延长了药效持续时间，成为许多患者的长期用药选择。不过，两类药物均存在致畸风险，育龄期女性需严格避孕，同时需避免与强效抗真菌药联用，以防药物浓度异常升高。

当疾病进展至中重度阶段，前列环素类药物便成为关键角色。伊洛前列素通过雾化吸入直接作用于肺部血管，起效迅速且全身副作用较小，常用于急性右心衰竭的抢救或手术前准备。但吸入操作需要患者掌握正确技巧，且药物需避光冷藏保存。曲前列尼尔则有更灵活的使用方式，既可皮下持续泵入，也能静脉给药，特别适合需要长期维持治疗的患者。该药可能引起注射部位疼痛或皮疹，需定期更换输注部位以避免皮肤损伤。

这些靶向药物虽不能根治疾病，但能显著改善患者活动耐量和生活质量。临床使用时需注意个体化原则：医生会根据患者的心功能分级、合并症和经济条件制订方案。例如肝功能异常者慎用波生坦，而需频繁出差的上班族可能更适合口服安立生坦。所有药物都可能导致头痛、水肿等不良反应，若出现咯血、晕厥等严重症状需立即就医。患者切不可自行调整剂量或突然停药，这可能导致病情急剧恶化（图 13–2）。

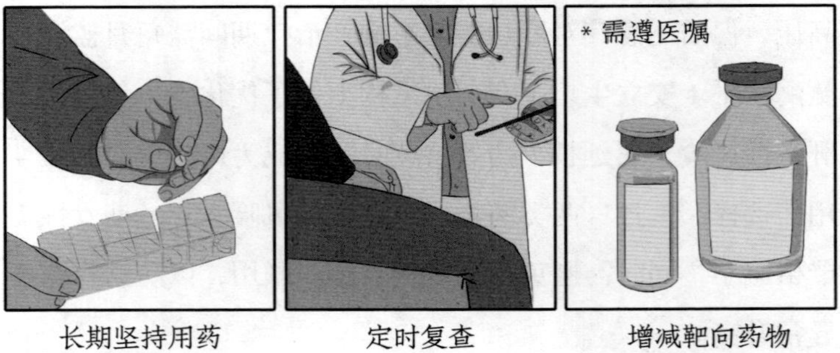

图 13-2 肺动脉高压患者服用药物注意事项

在规范用药的同时，患者应配合低盐饮食、适度氧疗等综合管理。定期复查心脏超声和 6 分钟步行试验，能帮助医生评估疗效。随着新型药物研发和联合治疗方案的优化，越来越多的患者得以带着希望与疾病和平共处。

有适应证的先天性心脏病相关性肺动脉高压患者，可进行介入封堵治疗。

有适应证的慢性血栓栓塞性肺动脉高压及大动脉炎累及肺动脉者，可行肺血管球囊扩张术和支架置入。

球囊房间隔造口术可用于接受最佳药物联合治疗仍无效的肺动脉高压患者，而平均右房压 > 20 mmHg，静息状态下

动脉氧饱和度 < 85% 的终末期患者禁做该手术。

肺动脉血栓内膜剥脱术是慢性血栓栓塞性肺动脉高压患者首选治疗措施，适应证为心功能Ⅲ、Ⅳ级，肺动脉平均压达 30 mmHg 以上，肺血管阻力 > 300 dyn · s/cm^5，血栓位于肺段以上动脉手术能达到者。

对于药物治疗无效的肺动脉高压患者推荐行肺移植手术。

3. 如何预防肺动脉高压

2022 年，我国国家心血管病中心成立肺动脉高压专科联盟，并在 2023 年推出“肺动脉高压就诊地图”，联合社会力量逐步解决肺动脉高压的诊治问题。这一切旨在提高人们对肺动脉高压的认识，并做到早期预防、早期诊断和规范治疗。

一级预防：针对普通人群，提倡健康的生活方式，戒烟、限酒、慎用减肥药等。

二级预防：针对高危人群，特别是有导致肺动脉高压风险的基础疾病者，应注意监测，积极控制、治疗原发病，及时发现肺动脉高压。核心监测包括：警惕活动后呼吸困难、乏力、水肿等警示症状；定期进行心脏超声检查，评估肺动脉压及右心大小功能；检测血液中心衰标志物水平；心电图筛查右心劳损情况。特定人群需加做检查，如结缔组织病患者的肺功能和胸部CT，先天性心脏病患者的血氧监测。规范监测能及时捕捉异常信号。

三级预防：针对肺动脉高压患者，为了改善预后，应积极治疗，避免怀孕、感冒、重体力活动等加重肺动脉高压病情的因素。

4. 患者日常注意事项

肺动脉高压患者在饮食、运动以及日常生活等方面都需格外留意。

饮食管理是基础。首先要遵循高蛋白、低脂原则，多摄入瘦肉、鱼类、蛋类、豆类等优质蛋白，减少油炸食品、动物油脂的摄取，助力身体维持良好机能。同时，严格控制液体摄入量，每日限定在1.5~2升（包含食物中的水分），以免加重心肺负担。钠盐摄入每天不超2 000毫克，过咸食物如咸菜、腌肉等要忌口，减轻水钠潴留。服用华法林的患者还需保持富含维生素K食物摄入的稳定，如不能突然多吃或少吃绿叶蔬菜，以维持药物抗凝效果稳定。

运动锻炼不可盲目。尽量在专业康复师指导下开展运动，康复师能依据个人体能制订运动方案。锻炼时最好有家属陪伴，患者安全有保障。随身佩戴便携式血氧饱和度监测仪，实时了解身体状态，有条件的吸氧锻炼更佳。运动前别吃太饱，穿着轻便，运动后勿立即洗热水澡，谨防血管扩张引发不适。一旦高强度运动后出现晕厥，必须立刻就医。

日常生活细节同样关键。避免劳累与情绪激动，长时间劳作、激烈争吵都可能诱发病情恶化，高强度脑力活动如熬夜加班、钻研难题也要尽量避免。做好感染防控，注意保暖，少去人员密集场所。育龄患者务必严格避孕，怀孕会使病情雪上加霜。按医嘱规范治疗、定期复查，依据病情调整用药，如此才能更好地控制肺动脉高压，守护自身健康。

第十四章

“短路”的肺血管

——肺动静脉瘘

肺动脉与静脉暗度陈仓，形成血栓的异常通道，令全身陷于险境。

1. 为什么一些平素健康的中青年人会突发脑梗死呢

32 岁的李婷（化名）揉着发胀的太阳穴走出电梯，手机屏幕上还闪烁着未读的工作邮件。她摸出车钥匙，忽然感觉右腿像灌了铅一样沉重，紧接着一阵剧烈的头痛袭来。“可能是太累了。”她试图扶住墙壁，却发现左手完全不听使唤，手机“咚”地砸在地上。保安发现时，她正蜷缩在停车场角落，半边身子无法动弹，嘴角歪斜着挤出几个模糊的音节。

救护车的鸣笛划破夜空，李婷被送入医院时已陷入半昏迷。急诊科的赵医生迅速展开评估：左侧肢体肌力 0 级，言语含混，病理征阳性——典型的急性脑卒中表现。头颅核磁结果印证了判断：右侧基底节区新鲜梗死灶。

是否是大动脉炎，四肢动静脉超声结果却显示血管通畅；难道是卵圆孔未闭导致反常栓塞，心脏超声再次确认心脏结构正常。随着检查的深入，病情愈发扑朔迷离。

“如果找不到病因，患者未来复发的风险极高。”刘医生忧心忡忡。为打破僵局，医院组织了多学科会诊。神经科、心外科、心内科、影像科专家齐聚一堂，病历被反复推敲。

“青年卒中，病因不明确就是最大的风险。”神经内科的周主任盯着检查报告，指尖无意识地敲着桌面。患者的血液化验如同教科书般标准：凝血功能正常、免疫指标阴性、连血脂都保持在理想范围。会诊室里，医生们陷入了沉默。

“难道是隐匿性房颤？”心内科医生提议。但心电监护未见丝毫异常心律。“或者是抗磷脂综合征？”风湿免疫科医生摇头，“抗体全套都是阴性。”

病因排查陷入僵局，李婷的丈夫红着眼眶追问：“她每天健身，吃得比谁都健康，怎么会突然这样？”这个问题，同样压在医疗团队心头。

“或许可以考虑肺动静脉瘘？”心外科的张医生突然提出，“这种先天性血管畸形可能导致静脉血栓绕过肺部过滤，直接进入动脉系统，引发脑栓塞，建议再做一次肺部 CT 血管成像（CTA）。”结果令人震惊：右肺下叶藏着一处葡萄串状的动静脉瘘！畸形血管如同暗河，让静脉血栓绕过肺部的“安检”，直冲入脑。“这种先天畸形就像定时炸弹，可能潜伏几十年才被发现。”医生指着屏幕上纠缠的血管解释道。医疗团队决定次日对李婷进行肺动静脉瘘封堵术。

术后，在康复科病房里，李婷的左手第一次抓住了丈夫的衣袖。语言治疗师逐字纠正她的发音：“谢……谢……”她费力地挤出两个字，泪水却比话语更早滴落。

2. 认识肺动静脉瘘

肺动静脉瘘（PAVF）是在 1897 年由 Churton 首次发现，他在为生前临床表现为鼻出血、咯血以及肺部听诊杂音的 12 岁小男孩尸检时，发现了小男孩双侧多发的肺动静脉瘘，当时他称其为多发性肺动静脉瘤。

我们的视线还要回到1895年11月8日的夜晚，Wilhelm Conrad Roentgen偶然间发现了X射线，这一发现不仅对医学诊断有重大影响，还直接关系到20世纪许多重大科学发现。几个星期后，两位奥地利医生就在尸体上进行了动脉血管造影尝试。1923年，德国医生将造影剂注入血管内，成功地利用X射线实施了人体四肢动静脉造影。20世纪30年代中期，出现了经腰部穿刺实施主动脉、颈动脉及周围血管造影的方法。Smith和Horton在1939年使用心血管造影术做出了第一例肺动静脉瘘的临床诊断。

肺动静脉瘘其实是一种比较少见的血管疾病，患病率约为0.38‰，多为先天性，也可由于肺部创伤累及肺血管而形成。先天性肺动静脉瘘多有家族性或遗传性毛细血管扩张症，并随着年龄增长而进展。

肺动脉发自右心室，主干在第五胸椎高度分为左、右肺动脉，左、右肺动脉再分支进入两侧肺叶，随着支气管的分布而反复分支，越分越细，最后形成包绕肺泡壁的毛细血管网，这里就是气体交换的主要场所。被吸入肺内的氧气在这里进入血液，这个过程叫作“氧合”。血液中的二氧化碳从这里排入肺内再被呼出。同时肺毛细血管有过滤杂质（如血栓等）、灭活血管活性物质等作用。被处理过的富含氧的血液通过肺静脉流向左心房，再通过二尖瓣进入左心室，进而进入主动脉供应全身组织，这就是正常肺动静脉的工作流程。

是什么原因会引起肺动静脉瘘，做个不一定恰当的比方，我们在火车站进站时都要经过安全检查，保证乘客和火车运行的安全，如果一些别有用心的不法分子不经过安检通道，而是通过一些其他通道进入车站，就有可能造成事故。这里的安检通道就好比肺部的毛细血管网，而动静脉瘘就如同其他非法通道一般，当肺动脉和肺静脉之间没有经过毛细血管的过滤，而是经过其他“短路”通道沟通，右心系统的非氧合血液就会直接通过肺动静脉瘘到达左心系统，那么供应到全身系统的血液含氧量下降，就会出现相应的症状。

简而言之，肺动静脉瘘是指肺动脉与肺静脉间的短路，即肺动脉血液不经过肺泡周围的毛细血管网直接流入肺静脉，也称肺动静脉畸形、肺动静脉瘤、肺毛细血管扩张症。

多数肺动静脉瘘是肺部血管先天发育畸形导致的，极少数是由肺部炎症、肿瘤、寄生虫、外伤等后天性病变侵犯肺血管，在肺动静脉之间形成瘘管所致。

先天发育畸形：是肺动静脉瘘最常见的原因。

肺血管瘤：由于血管动静脉压力增加而形成肺血管瘤，进而形成动静脉瘘。

肿瘤：由于肿瘤侵袭周围血管以及肿瘤自身血管丰富，易形成交通支而形成肺动静脉瘘。

寄生虫：寄生虫在肺部游走，破坏血管周围组织而导致肺动静脉瘘发生。

这个病多是由于在先天发育过程中，肺循环动静脉间保持毛细血管吻合支，逐渐扩大成为动静脉瘘。根据肺动静脉瘘输入血管数目分为单纯型和复杂型两种（图 14-1）：

单纯型肺动静脉瘘的输入动脉和输出静脉各一支，交通血管呈瘤样扩张，瘤囊内部没有分隔，使得血液能够较为直接地从输入动脉通过瘤囊进入输出静脉，形成异常的动静脉分流。虽然单纯型肺动静脉瘘的血管结构相对简单，但随着瘤囊的不断扩张和分流的血液量增加，同样会引起一系列临床症状。如发绀、呼吸困难等症状会逐渐出现，并且瘤囊存在破裂出血的风险，也可能导致咯血等情况。

复杂型肺动静脉瘘的输入动脉和输出静脉为多支。这些多支的血管相互交织，其交通血管同样呈瘤样扩张。与单纯型不同的是，复杂型肺动静脉瘘的瘤囊常有分隔，或者交通血管呈现为迂曲的状态。这些分隔和迂曲的血管使得血液的分流路径更加复杂，涉及的血管范围可能更广，增加了对心脏和循环系统的不良影响，往往会导致更严重的临床症状。发绀可能更为明显，呼吸困难等症状也可能更严重。咯血的风险也较高，因为多支血管和分隔的瘤囊结构使得血管破裂出血的可能性增加。由于需要处理多个瘘口和复杂的血管结构，复杂型肺动静脉瘘在治疗上相对更困难。

小丽在小升初体检的时候，肺部被检查出存在异常状况。起初，她被误诊为肺结核进行治疗，然而身体状况却愈发糟糕。后来，小丽在北京被确诊患有肺动静脉瘘，而她所

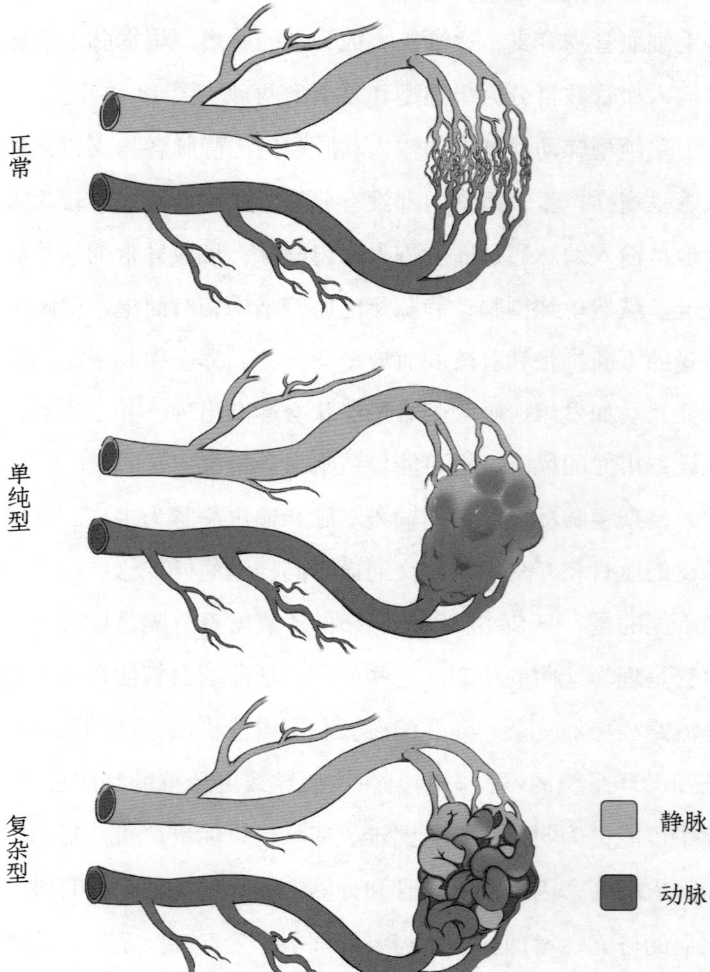

图 14-1 肺动静脉瘘的分类

患的弥漫性肺动静脉瘘更是其中极为少见的类型。

20 岁那年，小丽在北京首次接受了肺动静脉瘘封堵术。术后，她曾有过一段时间身体状态良好，并且成功获得了心仪大学硕博连读的录取通知书。然而，疾病渐渐显露出其凶险的一面。在大学学习期间，小丽不时地感冒发热，还会出现小量咯血的症状。2013 年的冬天，在喝下一杯热红酒后，她突然再次咯血，呼吸变得急促，随后被送往医院。之后，她又经历了因摔倒导致蛛网膜下腔出血、硬膜下出血等严重情况，并且留下了永久性的脑损伤痕迹。2014 年，在第二次进行肺动静脉瘘封堵术后，小丽毫无征兆地大量咯血，血氧饱和度急剧下降，陷入昏迷状态。虽然经过抢救保住了生命，但醒来后她无法行动和说话，与轮椅相伴长达 10 年之久。

3. 反复偏头痛、青年人脑梗死有可能是肺动静脉瘘的表现

近几年因肺动静脉瘘导致的青年患脑卒中的病例越来越多，多数患者在描述病史时都有多年的偏头疼病史。2020 年 10 月左右，一位 29 岁的年轻女性患者到急诊看病，陪同的家属一见到医生就情绪激动地描述患者的情况。原来是早晨 7 点时，患者突然言语不清，家属以为是前一天晚上没休息好，缓缓可能就好了，结果两个多小时过去了依旧没有好

转，于是焦急地到医院就诊。医生随即安排患者检查，头颅CT平扫未见脑出血，血常规、凝血功能正常，考虑为急性脑梗死，便收入院进行治疗。

该患者既往有十余年偏头痛病史，长期间断口服止痛药物。患者的各项血液指标均无异常，心脏超声心动图及心电图正常，脑血管造影结果提示正常。头颅磁共振成像提示：左侧放射冠区少许脑梗死（急性期）；经颅多普勒超声声学造影提示：右侧大脑中动脉雨帘状微栓子信号。经胸超声心动图右心发泡试验显示：微泡从左下肺静脉进入左心腔；经食管超声心动图右心发泡试验提示：房间隔卵圆孔处未见明显微泡穿过，表明肺动脉有水平的右向左分流。肺动脉CT血管成像（CTA）显示：左肺下叶基底段（近膈肌上缘）见一迂曲血管影，由左肺下叶肺动脉远段分支供血，回流至左侧下叶肺静脉远段，提示肺动静脉瘘。经过一系列检查最终诊断是由肺动静脉瘘引起的急性脑梗死。在随后1年随访过程中，患者未再出现脑梗死，亦未再发偏头痛。

当肺动静脉瘘分流量较小时，大多数患者症状不明显，最多见的就是顽固性的偏头痛、长期头晕或者隐源性脑卒中，这是静脉血液没有通过肺毛细血管网过滤、氧合和灭活，静脉血内的微栓子、血管活性物质等进入脑动脉导致的。

随着肺动静脉瘘分流量增加，进入主动脉的动脉血含氧量减低，会出现体循环缺血的表现，如发绀、劳力性呼吸困难等，当动静脉瘘累及肺部神经时会出现咳嗽，动静脉瘘破裂则表现为咯血，也可能出现细菌进入体循环导致全身或局部脓肿的情况。另外，肺血管瘤导致血流不顺畅，易形成涡流，进而形成血栓，脱落后可造成体循环栓塞，如果血栓卡在脑部，可导致脑梗死的发生，出现偏瘫、视野偏盲等症状。

发绀、呼吸困难、咯血、杵状指、胸痛等是肺动静脉瘘较为常见的临床表现。除此之外，部分患者可在肺部听诊时听到血管性杂音，这是血液通过瘘口时产生的异常声音。杂音的性质、强度和位置因瘘口的位置和大小的不同而不同，一般在病变部位听诊杂音较为明显。

影像学检查是诊断、评估肺动静脉瘘的重要手段之一。若医生高度怀疑患者罹患肺动静脉瘘，可能会通过以下检查明确诊断。

胸部 X 射线、CT 血管成像（CTA）和核磁共振血管成像（MRA）可观察肺部的形态是否正常。胸部 X 射线检查简便易行、敏感，可作为肺动静脉瘘的一线筛选检查。有报道约 98% 患者的胸片有异常表现。根据胸部 X 射线平片征象可将肺动静脉瘘分为 3 种类型：结节型、团块型和弥漫型，其中以团块型较为多见，阴影旁常可见有引流的血管影，体层摄影显示更为清楚。透视可见局部瘤体有扩张性搏动，且大小可略有改变。弥漫型则显示为肺血管纹理增多、紊乱或扭曲。结节型在胸部 X 射线平片上表现为单发或多发、边界相对清晰的类圆形结节影。这些结节通常密度均匀，大小不等。虽然其体积较团块型小，但结节旁或与结节相连的增粗、迂曲的血管影仍可能在平片上显现，尤其是在靠近肺门区域时，但体层摄影能更清晰地显示这种血管连接。透视检查时，局部结节也可能观察到轻微的扩张性搏动，并随呼吸或心动周期有细微的大小变化。但因体积较小，观察难度可能略高于团块型。

随着 CT 技术的飞速发展，其可以薄层扫描，同时具有强大的后处理功能，可以进行多平面重构、容积再现、曲面重构及最大密度投影。CTA 是一种高度准确的非侵袭性血管成像技术，可获得血管内外腔的信息。CTA 可显示肺动静脉畸形的特异性征象，包括“血管蒂”征、“动脉瘤”征及左心房提前显影。CTA 肺血管成像结合应用多种重构方法能清晰显示肺动静脉瘘的供血动脉、引流静脉和血管数量，同时显示肺动静脉瘘与周围血管、肺组织的三维关系，对临床治疗及疗效评价有重要的指导意义。

核磁共振血管成像（MRA）可显示血管，因此可有效地显示肺内血管性病变，并且 MRA 是一种无创的检查方法，特别适合有含碘造影剂禁忌证、不能做 CTA 的检查者。

肺动静脉瘘的特点是有一支或多支肺动脉不经毛细血管与肺静脉直接相连，形成动静脉短路，使右心室血液未经氧合就与左心室混合，导致右向左分流，形成血流动力学异常。而经颅多普勒超声发泡实验或右心声学造影可明确右向左分流的诊断。超声心动图声学造影诊断肺动静脉瘘的敏感度几乎为100%，右心声学造影可观察到右向左分流的途径。同样，经颅多普勒超声发泡实验可在超声下于患者平静呼吸和Valsalva试验时，通过从受检者的肘正中静脉注射微泡对比剂，以探查气体微栓子信号，寻找部分血液出现由右心至左心的分流现象。此外经食管超声心动图可以进一步排除其他有右向左分流的疾病，如房间隔缺损、卵圆孔未闭等。并且该检测方法具有较高的准确度，但存在操作时间较长以及具有侵入性等的缺陷，因此在一定程度上限制了其临床应用。

肺动脉造影是诊断肺动静脉瘘的“金标准”。在肺动脉注射造影剂，通过造影可以确诊是否存在肺动静脉瘘，识别其确切位置、解剖结构及病变范围，并可以指导栓塞治疗。

小的肺动静脉瘘通常无需治疗，较大的肺动静脉瘘可通过微创介入栓塞或外科切除病变肺段等手术治疗。但双肺广泛的小肺动静脉瘘，不能手术治疗。

手术治疗主要适用于有症状、分流量大和伴有出血性毛细血管扩张症的单发肺动静脉瘘，病变局限于一个肺叶或一侧肺脏的多发性肺动静脉瘘，以及瘘管进行性扩大者。手术治疗原则是在最大限度保留正常肺组织的同时，彻底切除肺动静脉瘘，以防术后复发。术式可根据肺动静脉瘘的类型、部位和范围选择肺楔形切除、肺段切除或肺叶切除。一侧多发性肺动静脉瘘，只要心肺功能允许，也可选用全肺切除术，即将一侧病肺完全切除的手术。

第一例肺动静脉瘘手术是在 1942 年由 Hepburn 和 Dauphinee 完成的，一侧病肺完全切除术后患者红细胞增多症和杵状指好转。之后手术技术逐步发展，出现了采用肺叶切除和肺局部切除来治疗肺动静脉瘘。在 1978 年首次使用栓塞疗法治疗本病之前，外科手术一直是治疗肺动静脉瘘的唯一方式。之后越来越多的患者选择使用介入栓塞治疗。介入栓塞主要用于双侧小病灶、不适合手术治疗的多发病灶患者，尤其适合只有单一供血动脉支和回流静脉支者。

医生通常对肺动静脉瘘的供血动脉施行栓塞术：经股静脉穿刺，在电视透视下进行选择性肺动脉插管，把带有不锈钢卷的微小栓子精确地放在肺动静脉瘘的供血动脉内，诱发形成凝血块而不影响正常肺动脉。优点是栓塞创伤小，可反复进行。但缺点是效果不确切，偶尔可并发体循环栓塞或误栓塞正常肺动脉。

4. 肺动静脉瘘患者日常注意事项及预后如何

肺动静脉瘘患者在日常生活中需要格外注意身体的细微变化，同时要与医生保持密切沟通。这种疾病可能导致血液中氧气含量降低，患者在日常活动中容易感到疲劳、气短，甚至出现口唇或指甲发绀的情况。建议患者随身携带血氧仪，定期监测血氧饱和度，特别是在活动后或环境气压变化时。乘坐飞机或前往高海拔地区前，需提前咨询医生是否需要携带便携式氧气设备。日常生活中应避免剧烈运动或重体力劳动，选择散步、太极等低强度活动较为适宜，但具体运动方案需根据个体病情由医生评估制订。

许多患者容易忽略的是即使没有明显症状，也需要定期进行胸部 CT 检查，建议每 6~12 个月复查一次。这是因为部分患者的动静脉瘘可能缓慢进展，或出现新的瘘口。影像学检查不仅能评估现有病变的稳定性，还能帮助医生判断是否需要介入治疗。此外，患者要特别注意预防感染，尤其是口腔和呼吸道感染。由于异常血管的存在，细菌更容易通过瘘管进入血液循环，增加发生脑脓肿等严重并发症的风险。建议每半年进行一次牙科检查，日常刷牙使用软毛牙刷，避免牙龈出血。在流感季节或人群密集场所，佩戴口罩能有效降低被感染的可能性。

饮食方面需要保证充足的营养摄入，但要避免过度进补。富含铁的食物如瘦肉、动物肝脏可以帮助改善慢性缺氧导致的贫血状态，但高盐饮食可能加重心脏负担，特别是已经出现右心功能损伤的患者。有咯血史的患者，过热、辛辣或坚硬食物可能刺激呼吸道黏膜，建议选择温凉、易消化的食物。需要特别提醒的是，患者应完全戒烟，同时避免接触二手烟，因为烟草中的有害物质会进一步损伤肺血管内皮细胞。

在预防并发症方面，除了密切监测神经系统症状（如突发头痛、肢体麻木等可能提示脑血管意外的表现），还要特别注意避免可能引起胸腔压力剧烈波动的动作，比如潜水、举重物、用力咳嗽等都可能增加瘘管破裂的风险。育龄期女性患者怀孕期间的血容量变化需要产科医生与呼吸科医生共同制订监护方案。部分患者可能需要心理支持，因为长期带病生活可能产生焦虑情绪，加入患者互助组织或接受专业心理咨询有助于改善生活质量。

关于肺动静脉瘘的预后，这主要取决于三个关键因素：动静脉瘘的数量与位置、是否及时接受规范治疗，以及日常管理的质量。多数单发、中小型肺动静脉瘘患者在经过介入栓塞治疗后，血氧水平可显著改善，日常活动能力基本不受限。这类患者只要坚持每年复查，注意避免外伤和感染，通常能保持较好的生活质量。但对于存在多发性肺动静脉瘘或合并遗传性出血性毛细血管扩张症的患者，病情可能呈现进行性发展，需要更频繁的医疗随访。这类患者即使接受了治疗，仍可能出现新的瘘管，因此每3~6个月进行一次影像学复查尤为重要。

未接受治疗的患者预后差异较大。部分小型瘘管可能长期稳定，但存在突发严重并发症的潜在风险，如反常栓塞导致脑卒中，或妊娠期血容量增加引发咯血。有研究表明，未经治疗的患者在10年内出现严重并发症的概率可达30%~50%。因此，即便暂时选择保守观察，也必须严格遵循医生的监测计划。需要特别注意的是约20%的病例存在家族遗传倾向，建议这类患者的子女在青春期后接受筛查，早期发现可显著改善预后。

随着介入治疗技术的进步，多数患者在接受弹簧圈或封堵器栓塞治疗后，肺动静脉瘘瘘管的闭合率为85%以上。但术后6个月内要避免胸廓大幅度运动，防止植入物移位。部分患者术后可能出现轻微胸痛或低热，这些症状通常会在1周内缓解，但若持续加重需及时就医。长期随访数据显示，规范治疗患者的10年生存率超过90%，主要死亡风险集中在未治疗的复杂病例或出现严重并发症的患者群体中。

患者需与主治医生建立长期信任关系，最好固定随访团队。每次复诊前患者应详细记录近期出现的任何异常感觉。如运动耐力下降、新出现的头痛部位等细微变化都可能是病情进展的信号。建议准备专门的健康日记，记录每日血氧值、活动量、用药情况等。对于需要长期服用抗凝药物的患者（如合并房颤等特殊情况），要特别注意观察皮肤瘀斑、鼻出血等出血倾向，定期检测凝血功能。

总的来说，肺动静脉瘘虽然属于血管畸形疾病，但通过规范治疗和精细化管理，绝大多数患者能够获得良好的预后。关键在于早期发现病变进展迹象、严格执行随访计划，以及在生活中建立科学的自我保护机制。医疗技术的不断发展也为治疗复杂病例提供了更多选择，患者保持积极乐观的心态，与医疗团队密切配合，是战胜疾病的重要基础。

后　　记

书稿既成，掩卷沉思，恍若完成了一次漫长而精细的“拆弹”任务。作为长期奋战在心脏大血管外科临床一线的医生，我每日面对的，正是这些隐藏在人体内、随时可能被引爆的“血管炸弹”。将如此专业甚至有些凶险的领域，转化为大众能够理解、乐于阅读的文字，是一项颇具挑战的尝试。在确定书名时，我们便经历了一番深思。起初，团队更倾向于“不定时炸弹”，因其贴切地描述了疾病的不可预测性，风险无处不在，却没有明确的警报。然而，在严谨的医学科普中，每一个比喻都应当经得起推敲。我们意识到，“不定时炸弹”并非一个存在的实体，任何炸弹都有被引爆的导火索与时限。“定时炸弹”的引申义为“具有潜在的危险性，在某个时候就会引发重大损害的人或事”，这与疾病的进程更为贴切。患者从疾病形成到陷入病情险境，多数情况不是一蹴而就的。在动脉粥样硬化、高血压等危险因素日复一日的侵蚀下，血管壁如同被设定了倒计时，其承受力逐步逼近极限。这个过程，正是一个清晰而残酷的“计时”过程。最终，团队与编辑老师们达成共识，选定“定时炸弹”作为书名，旨在唤醒读者：这枚“炸弹”的计时器早已启动，唯有早认知、早干预，方能拆除引信。

在撰写过程中，我们面临的核心挑战，在于如何将深邃的医学知识进行精准而不失生动的“转译”，既要确保专业的严谨性，又要赋予其吸引读者阅读的可读性。为此，团队曾历经多次修改与打磨。幸得编辑老师们知无不言的鞭策与指导，为我们提供了诸多宝贵建议与关键启发，正是这份共同的执着与努力，最终熔铸成您手中这本《拆弹专家：探寻藏在血管里的定时炸弹》。此刻，我由衷希望这本书能如一座坚实的桥梁，连接起专业的医学殿堂与公众。

本书命名为“拆弹专家”，意在向大众传达大血管疾病的紧迫性与救治工作的严谨性。每一台手术，都是一场与死神的博弈，要求我们如拆弹专家般胆大心细、精确无误。然而，比“拆弹”更为重要的，是“防爆”。许多悲剧的发生，源于对前期征兆的忽视，健康知识的匮乏。这正是我们倾力撰写此书的初心：不仅要展示现代医学技术如何力挽狂澜，更要致力于传播“防患于未然”的理念。我们试图通过一个个生动的故事，将主动脉瘤、主动脉夹层等看似遥远的疾病拉近到读者身边，使其感知到风险的切实存在，从而理解定期体检、健康生活方式的深远意义。

在撰写过程中，我们始终秉持一个原则：科学严谨是底线，通俗易懂是目标。我们竭力将复杂的解剖结构、病理机制转化为形象的比喻和直观的图示，将前沿的治疗技术阐述得清晰明了。这并非降低知识的维度，而是换一种更具温度和共鸣的方式传递知识。我们期待，普通读者能借此扫除认知盲区，消除不必要的恐惧，学会科学地关注自身血管健康；我们也希望，它能为年轻的医学生、基层医疗工作者提供一份条理清晰的入门导读，激发更多人对大血管领域的兴趣。

在此，我必须致以最诚挚的谢意。特别感谢孙立忠教授在百忙之中给予专业指导，并拨冗为本书作序，其高屋建瓴的指引为全书增色不少；同时感谢孙宗全教授、黄方炯教授，以及王韬教授悉心阅读全文并撰写推荐语，给予我们莫大的鼓励与专业的肯定。感谢编辑团队与绘图师，是你们卓越的工作，让晦涩的术语与图谱变得如此生动可亲。最后，感谢每一位读者，你们的信任与对健康的重视，是医学不断进步的根本动力。

医学的海洋浩瀚无涯，我们所知的仍是冰山一角。愿这本小书能如一盏微灯，为您照亮血管健康之路的一隅，带来警示，更带来安心与希望。前路漫漫，唯愿天下无“弹”，众生安康。

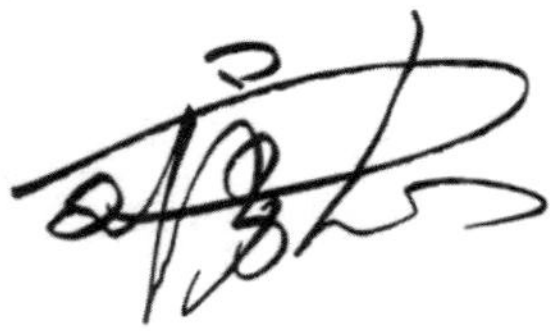

2025 年 9 月 9 日于龙城

参考文献

第二章

[1] Davies RR, Goldstein LJ, Coady MA, et al. Yearly rupture or dissection rates for thoracic aortic aneurysms: simple prediction based on size [J]. Ann Thorac Surg, 2002, 73 (1): 17–28.

[2] Coady MA, Rizzo JA, Elefteriades JA. Developing surgical intervention criteria for thoracic aortic aneurysms [J]. Cardiol Clin, 1999, 17 (4): 827–839.

第三章

[1] Carrel T, Sundt TM 3rd, von Kodolitsch Y, et al. Acute aortic dissection [J]. Lancet, 2023, 401 (10378): 773–788.

[2] Malaisrie SC, Szeto WY, Halas M, et al. The American Association for Thoracic Surgery expert consensus document: surgical treatment of acute type a aortic dissection [J]. J Thorac Cardiovasc Surg, 2021, 162 (3): 735–758.

[3] Mazzolai L, Teixido–Tura G, Lanzi S, et al. 2024 ESC guidelines for the management of peripheral arterial and aortic diseases [J]. Eur Heart J, 2024, 45 (36): 3538–3700.

第四章

[1] Murray JG, Manisali M, Flamm SD, et al. Intramural hematoma of the thoracic aorta: MR image findings and their prognostic implications [J]. Radiology, 1997, 204 (2): 349–355.

[2] Evangelista A, Dominguez R, Sebastia C, et al. Long term follow–up of acute intramural hematoma: predictors of outcome [J]. Circulation, 2003, 108 (5): 583–589.

[3] Nishigami K, T'ssuchiya T, Shono L, et al. Disappearance of aortic intramural hematoma and its significance to the prognosis [J]. Circulation, 2000, 102 (suppl Ⅲ): 243–247.

第五章

[1] Saiki Y. Asymptomatic penetrating aortic ulcer: benign or malignant? [J]. Circulation, 2021, 144(14): 1102–1103.

[2] DeCarlo C, Latz CA, Boitano LT, et al. Prognostication of asymptomatic penetrating aortic ulcers: a modern approach [J]. Circulation, 2021, 144(14): 1091–1101.

[3] Jónsson GG, Zielinski AH, Berczeli M, et al. In situ laser fenestration of visceral endografts (InLoVE): midterm outcomes from a multicentre study [J]. Eur J Vasc Endovasc Surg, 2025, 69(5): 715–722.

[4] Stanson AW, Kazmier FJ, Holier LH, et al. Penetrating atherosclerotic ulcers of the thoracic aorta: natural history and clinicopathologic correlations [J]. Ann Vasc Surg, 1986, 1(1): 15–23.

[5] Kazerooni EA, Bree RL, Williams DM. Penetrating atherosclerotic ulcers of the descending thoracic aorta: evaluation with CT and distinction from aortic dissection [J]. Radiology, 1992, 183(3): 759–765.

[6] Isselbacher EM, Preventza O, Hamilton BJ 3rd, et al. 2022 ACC/AHA guideline for the diagnosis and management of aortic disease: a report of the American Heart Association/American College of Cardiology Joint Committee on clinical practice guidelines [J]. Circulation, 2022, 146(24): e334–e482.

第六章

[1] Tamanaha Y, Sakakura K, Taniguchi Y, et al. Comparison of postcatheterization pseudoaneurysm between brachial access and femoral access [J]. Int Heart J, 2019, 60(5): 1030–1036.

[2] Morgan R, Belli AM. Current treatment methods for postcatheterization pseudoaneurysms [J]. J Vasc Interv Radiol, 2003, 14(6): 697–710.

[3] Coughlin BF, Paushter DM. Peripheral pseudoaneurysms: Evaluation with duplex US[J]. Radiology, 1988, 168 (2): 339-342.

第七章

[1] Smith W A. Aneurysm of the sinus of Valsalva: with report of two cases [J]. JAMA, 1914, LXII (24): 1878-1880.

[2] Weinreich M, Yu PJ, Trost B. Sinus of Valsalva aneurysms: review of the literature and an update on management [J]. Clin Cardiol, 2015, 38 (3): 185-189.

[3] Liu L, Wan Y, Deng MB. Giant aneurysmal of the left sinus of Valsalva in adults [J]. J Cardiac Surg, 2020, 35 (11): 3145-3147.

第八章

[1] Podgorska D, Podgorski R, Aebisher D, et al. Takayasu arteritis-epidemiology, pathogenesis, diagnosis and treatment [J]. J Appl Biomed, 2019, 17 (1): 20.

[2] Alnabwani D, Patel P, Kata P, et al. The epidemiology and clinical manifestations of Takayasu arteritis: a descriptive study of case reports [J]. Cureus, 2021, 13 (9): e17998.

[3] 姜林娣，马莉莉，薛愉，等. 大动脉炎诊疗规范 [J]. 中华内科杂志，2022，61 (5): 517-524.

第九章

[1] Demetriades D, Velmahos GC, Scalea TM, et al. Operative repair or endovascular stent graft in blunt traumatic thoracic aortic injuries: results of an American Association for the Surgery of trauma multicenter study[J]. J Trauma, 2008, 64 (3): 561-571.

[2] Clancy TV, Gary Maxwell J, Covington DL, et al. A statewide analysis of level Ⅰ and Ⅱ trauma centers for patients with major injuries

[J]. J Trauma，2001，51（2）：346-351.
[3] Serra R，de Franciscis S，Grande R，et al. Endovascular repair for acute traumatic transection of the descending thoracic aorta：experience of a single centre with a 12-years follow up [J]. J Cardiothorac Surg，2015，10：171.

第十章

[1] Wanhainen A，Van Herzeele I，Bastos Goncalves F，et al. Editor's choice-European Society for Vascular Surgery（ESVS）2024 clinical practice guidelines on the management of abdominal aorto-iliac artery aneurysms [J]. Eur J Vasc Endovasc Surg，2024，67（2）：192-331.

第十一章

[1] Campbell M. Natural history of coarctation of the aorta [J]. Br Heart J，1970，32（5）：633-640.
[2] Dijkema EJ，Leiner T，Grotenhuis HB. Diagnosis，imaging and clinical management of aortic coarctation [J].Heart，2017，103（15）：1148-1155.
[3] Baumgartner H，De Backer J，Babu-Narayan SV，et al. 2020 ESC guidelines for the management of adult congenital heart disease [J]. Eur Heart J，2021，42（6）：563-645.

第十二章

[1] Konstantinides SV，Meyer G，Becattini C，et al. 2019 ESC guidelines for the diagnosis and management of acute pulmonary embolism developed in collaboration with the European Respiratory Society（ERS）[J]. Eur Heart J，2020，41（4）：543-603.
[2] Zuin M，Bikdeli B，Ballard-Hernandez J，et al. International clinical practice guideline recommendations for acute pulmonary embolism：

harmony, dissonance, and silence [J]. J Am Coll Cardiol, 2024, 84 (16): 1561-1577.

[3] 中华医学会心血管病分会，中华心血管病杂志编辑委员会. 急性肺栓塞诊断和治疗指南 2025 [J]. 中华血管病杂质,2025,53 (6): 587-619.

第十三章

[1] Humbert M, Sitbon O, Guignabert C, et al. Treatment of pulmonary arterial hypertension: recent progress and a look to the future [J]. Lancet Respir Med, 2023, 11 (9): 804-819.

[2] Hoeper MM, Bogaard HJ, Condliffe R, et al. Definitions and diagnosis of pulmonary hypertension [J]. J Am Coll Cardiol, 2013, 62 (25 Suppl): D42-D50.

[3] Humbert M, Kovacs G, Hoeper MM, et al. 2022 ESC/ERS guidelines for the diagnosis and treatment of pulmonary hypertension [J]. Eur Heart J, 2022, 43 (38): 3618-3731.

第十四章

[1] Churton T. Multiple aneurysm of pulmonary artery [J]. Br Med J, 1897, 1: 1223.

[2] Tong AK, La Hei ER, Currie B. Congenital pulmonary arteriovenous malformations [J]. Pediatr Surg Int, 2002, 18 (2-3): 168-170.

[3] Shovlin CL, Condliffe R, Donaldson JW, et al. British Thoracic Society clinical statement on pulmonary arteriovenous malformations [J]. Thorax, 2017, 72 (12): 1154-1163.

书中涉及的医学术语如下：

胸主动脉腔内修复术（thoracic endovascular aortic repair，TEVAR）
重症医学病房（intensive care unit，ICU）
CT 血管成像（computed tomography angiography，CTA）
数字减影血管造影（digital subtraction angiography，DSA）
腹主动脉瘤腔内修复术（endovascular aneurysm repair，EVAR）
磁共振成像（magnetic resonance imaging，MRI）
磁共振血管成像（magnetic resonance angiography，MRA）
经食管超声心动图（transesophageal echocardiography，TEE）
壁面剪切应力（wall shear stress，WSS）
血管内超声（intravenous ultrasound，IVUS）
主动脉穿透性动脉粥样硬化性溃疡（penetrating atherosclerotic ulcer，PAU）
血管紧张素受体脑啡肽酶抑制剂（angiotensin receptor-neprilysin inhibitor，ARNI）
低密度脂蛋白胆固醇（low-density lipoprotein cholesterol，LDL-C）
主动脉缩窄（coarctation of aorta，CoA）
CP 覆膜支架（cheatham-platinum coated stent，CP 支架）
肺动脉栓塞（pulmonary embolism，PE）
肺动脉高压（pulmonary arterial hypertension，PAH）
人类免疫缺陷病毒（human immunodeficiency virus，HIV）
肺动静脉瘘（pulmonary arteriovenous fistula，PAVF）